„Als ganzheitliches System der Gesundheitspflege kann die tibetische Medizin der allopathischen Medizin eine unterschiedliche Sichtweise des Heilens bieten. Diese muss jedoch genau wie andere wissenschaftliche Systeme sowohl in ihren Eigenheiten als auch im Hinblick auf die objektive Forschung verstanden werden.
In der Praxis vermag sie dem Westen auch neue Perspektiven für ein glückliches Leben in Gesundheit und Gleichklang zu eröffnen."

S. H. der Dalai Lama
16. 5. 1997

(Entnommen der Einladung zum ersten Weltkongress für Tibet. Medizin in Washington, 1998 – Übersetzung der Autorin)

VORWORT

Zur Information des Lesers möchte ich einige erklärende Worte vorausschicken.

Ich bin keine Ärztin, wohl aber eine profunde Kennerin medizinischer Zusammenhänge und der so genannten Natur- und Volksheilkunde. Ich gehöre zu jener familiär „vorbelasteten" Spezies, deren Großmütter es noch gewohnt waren, kindlichen Husten mit Fenchelhonig und Insektenstiche mit einem Spitzwegerichverband zu kurieren. Die Liebe zur Natur und der ihr innewohnenden Heilkraft wurde mir gleichsam in die Wiege gelegt. Eigene Erfahrungen haben mir überdies den Wert und die Möglichkeiten östlicher Medizinsysteme nahegebracht.

Das vorliegende Buch wendet sich an Leser, die sich kurz und dennoch gewinnbringend über die Prinzipien der Tibetischen Medizin sowie über die Wirkungsweise ihrer natürlichen Kräuterarzneien informieren möchten. Im Zentrum der Betrachtungen stehen dabei zwei Stoffgemische, die unter dem Namen *Padma* erstmals im Westen produziert wurden. Doch auch tibetische Tees folgen dem Prinzip der inhaltlichen Vielfalt. Pflanzliche Vielstoffarzneien repräsentieren einen Aspekt der tibetischen Medizin, der ihre praktische Anwendbarkeit in der westlichen Welt in besonderer Weise deutlich macht. Die Rezepturen wurden und werden weltweit kontrollierten medizinischen Studien unterzogen, um die Wirksamkeit nachhaltig zu dokumentieren. Es war mir unter anderem ein Anliegen, die Ergebnisse dieser Versuchsreihen für eine interessierte Leserschaft allgemein verständlich darzustellen.

Die hier vermittelten Informationen erheben keinen Anspruch auf Vollständigkeit und ebensowenig will sich das Buch an wissenschaftlichen Publikationen messen. Es soll vielmehr eine Ergänzung sein. Wenn meine Arbeit in diesem Sinne dazu beitragen kann, dem Leser die Situation Tibets, seiner Menschen und seiner großen Medizintradition ein wenig näher zu bringen, so ist das auch für mich eine persönliche Bereicherung.

Inhaltsverzeichnis

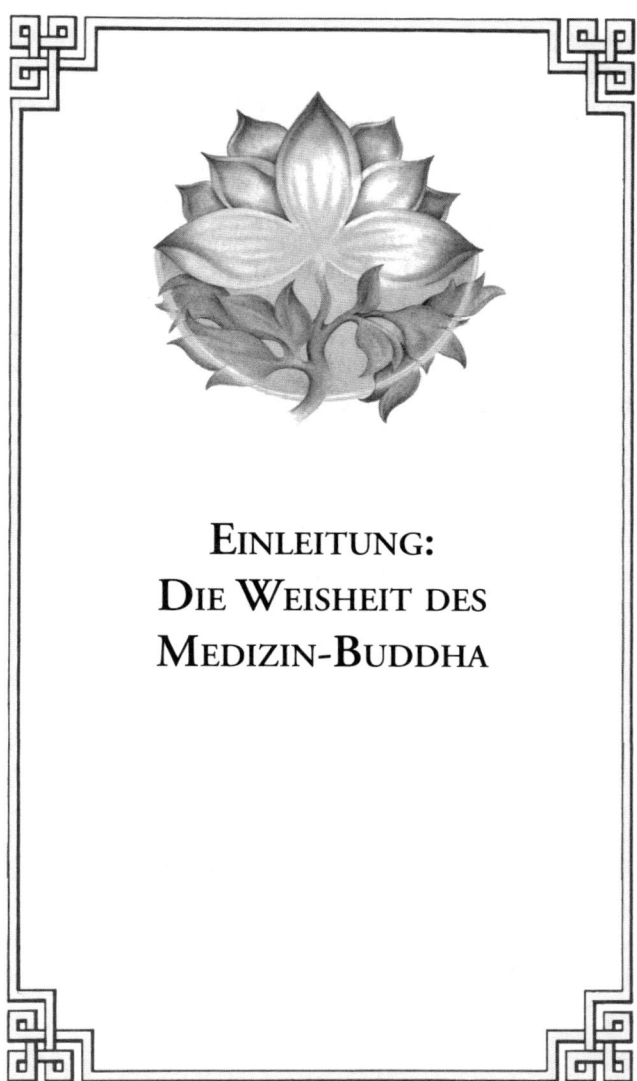

EINLEITUNG:
DIE WEISHEIT DES
MEDIZIN-BUDDHA

Washington D.C., 7. November 1998: Auf dem Podium rezitiert eine Gruppe tibetischer Mönche in Gebetshaltung buddhistische Texte. Langsam, aber stetig füllt sich der Zuhörersaal. Insgesamt werden mehr als 1600 Ärzte, Wissenschaftler, Pressevertreter und interessierte Laien die 3-tägige Veranstaltung besuchen.

Seine Heiligkeit Tenzin Gyatso, der im indischen Exil lebende 14. Dalai Lama, hält die feierliche Eröffnungsrede zum **Ersten Weltkongress für Tibetische Medizin**. Dies, so stellt er lächelnd fest, sei eigentlich bereits der zweite Weltkongress für Tibetische Medizin. Der erste habe schon im 8. Jh. stattgefunden und 50 Jahre gedauert.[1]

Das Washingtoner Treffen bot den Teilnehmern aus aller Welt in einem naturgemäß beschränkteren Zeitrahmen erstmals Gelegenheit, ihr Wissen und ihre praktische Erfahrung auszutauschen. Eine Hauptzielsetzung des Kongresses war die Entwicklung des Dialogs zwischen Experten in Ost und West. Das richtungsweisende Motto dafür lautete: „Die Offenbarung der Weisheit des Medizin-Buddha".

„Wir können nicht zulassen, dass nur Buddhisten in den Genuss tibetischer Medizin kommen", formulierte es der Dalai Lama in seiner Rede, „genausowenig wie westlichen Ärzten diese Wissenschaft verschlossen bleiben darf".[2] Neben einer deutlichen Absage an undurchsichtiges esoterisches Heilertum verlieh das Oberhaupt Tibets außerdem seiner Überzeugung Ausdruck, dass die Tibetische Medizin unabhängig von der buddhistischen Religion wirksam und eine wissenschaftliche Untersuchung der überlieferten arzneilichen Rezepturen wünschenswert sei.

Brücke zwischen gegensätzlichen Welten

Einem naturwissenschaftlich orientierten Arzt mögen viele Aspekte der Tibetischen Medizin rätselhaft und mystisch erscheinen. Dennoch existiert in Europa seit längerem eine tibetische Rezeptur, die 1965 in der Schweiz erstmals probeweise hergestellt wurde und seither bei Wissenschaftlern und Praktikern im In- und Ausland großes Interesse geweckt hat. Es handelt sich um ein natürliches Kräuterpräparat mit der Bezeichnung *Padma 28*. Zahlreiche Forschungsergebnisse haben in der Folge die gesundheitlichen Vorteile dieser tibetischen Arzneiformel bestätigt, und auf dem Kongress in Washington wurden neue interessante Studien und Anwenderberichte präsentiert.

Was ist also tatsächlich dran an der Tibetischen Medizin? Wie wirkt sie, und wann kann ich solche standardisierten Vielstoffgemische für meine Gesundheit nutzen? Wo finde ich nähere Informationen? So und ähnlich lauten häufig gestellte Fragen, von denen sich eine ganze Reihe beantworten werden, wenn Sie weiterlesen.

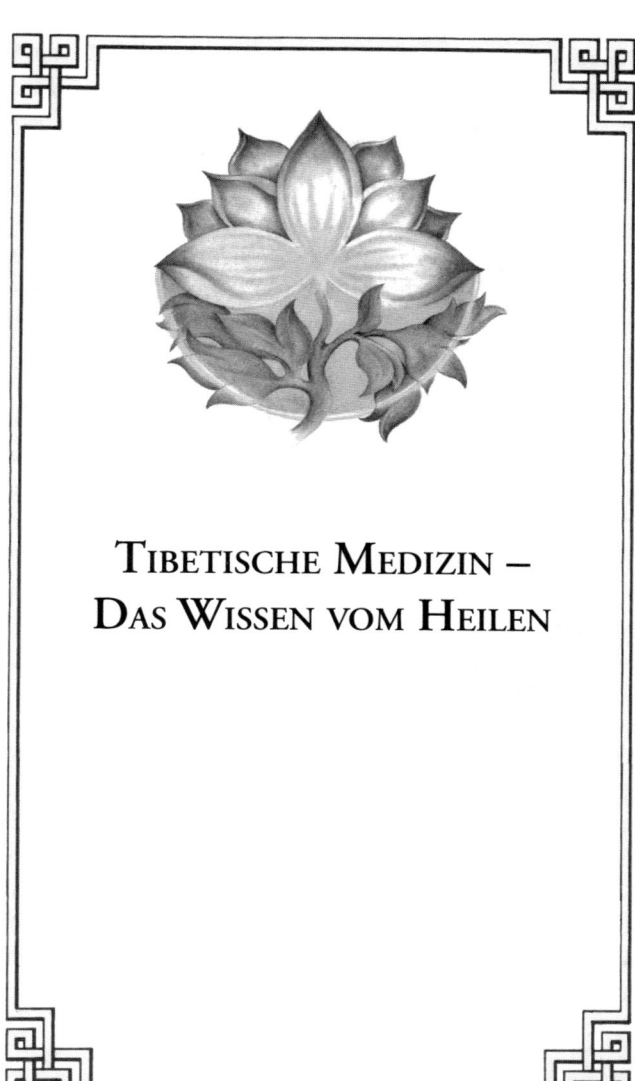

TIBETISCHE MEDIZIN –
DAS WISSEN VOM HEILEN

Die autonome Region Tibet, heute staatsrechtlich zu China gehörig, liegt auf dem tibetischen Hochplateau, oft als „Dach der Welt" bezeichnet. Die überlieferte Medizin der Tibeter gehört zu den weltweit ältesten, durchgehend praktizierten Heiltraditionen. Das System ist mehr als 2000 Jahre alt und besticht durch seine Logik und Ganzheitlichkeit.

Trotz eines bewegten Schicksals wurde die Tibetische Medizin über viele Jahrhunderte in den Himalayagebieten, Teilen Chinas, der Mongolei und anderen buddhistisch beeinflussten Regionen Asiens erfolgreich praktiziert.

Da sie untrennbar mit dem buddhistischen Weltbild verbunden ist, hat die Tibetische Medizin eine völlig andere Charakteristik und Ausrichtung als unser westliches System. Sie ist mehr als eine bloße Faktensammlung – als Medizin für Körper, Geist und Seele weist sie den „Weg zum rechten Leben".

Eine wechselvolle Geschichte

Ausgehend von der jahrtausendealten schamanistischen Bön-Tradition existierte in Tibet seit ältester Zeit eine medizinische Überlieferung. Mit der Einführung des Buddhismus und der tibetischen Schrift im 7. Jh. n. Chr. durch König Songtsen Gampo, verband sich dieses medizinische Wissen mit chinesischen, indischen und persisch-hellenistischen Quellen. Im Jahre 800 fand unter Yutog Yonten Gonpo dem Älteren, Leibarzt des tibetischen Königs, erstmals eine Versammlung asiatischer Medizinexperten statt. Die alten Überlieferungen wurden diskutiert, verglichen und aus einer Zusammenfassung der besten Texte das eigenständige tibetische Medizinsystem gebildet.

In diese Zeit fällt auch eine erste Übersetzung des grundlegenden Referenzwerkes der Tibetischen Medizin, später „Die Vier Tantras" (Gyüshi/*rgyud-bzhi)* genannt, durch den berühmten Gelehrten Vairocana.

Als größter tibetischer Arzt aller Zeiten und 14. Inkarnation (Verkörperung) des Medizin-Buddha gilt Yutog Yonten Gonpo der Jüngere. Er brachte im 12. Jh. die Vier Tantras in ihre heute maßgebliche Form. In 156 Kapiteln und 5900 Versen beschreibt dieses Medizinwerk 1600 Krankheiten und 2293 Heilmittelzutaten. Neben vielen anderen Schriften wurden die Vier Tantras im 17. Jh. durch den Kommentar „Blauer Beryll" ergänzt. Der 5. Dalai Lama, der als Einiger Tibets und großer Förderer der Medizin gilt, gab zusätzlich 79 **Thangkas** (Rollgemälde) in Auftrag, die als eine Art Medizinatlas den Text des Kommentars bildhaft erläutern sollten. Das Studium dieser Bilder ist noch heute ein wichtiger Bestandteil der Ausbildung jedes tibetischen Arztes.

Die Entstehung von Medizinschulen

In Lhasa, der Hauptstadt Tibets, wurden zu jener Zeit der Potala-Palast als neuer Wintersitz des Dalai Lama sowie die Medizinschule **Chagpori** („Eisenberg") als Zentrum mönchischer Gelehrtheit erbaut. Im 18. und 19. Jh. erfolgte nach dem Vorbild in Lhasa die Gründung weiterer Medizinschulen, unter anderem in Peking und der Mongolei. Die dort ausgebildeten Ärzte nannten sich „menpa" oder mongolisch „amchi". Auch im sibirischen Burjatien fand die Tibetische Medizin durch den Buddhismus weite Verbreitung. Der tibetische Arzt Sultim Badma und seine Nachfahren sollten ihr Wissen später bis nach Russland und Europa tragen.

1916 gründete der 13. Dalai Lama in Lhasa das **Men Tsi Khang** (Men = Medizin, Tsi = Astrologie, Khang = Haus), wo erstmals auch Laien zum Medizinstudium zugelassen wurden. Doch das 20. Jh. brachte zugleich den größten Rückschlag für die tibetische Kultur und Medizintradition.

Die Annexion Tibets

Schon immer musste sich Tibet der Übermacht Chinas erwehren. Das Land genießt nur einen autonomen Status, versäumte jedoch die völkerrechtliche Absicherung.

Bereits 1936 wurde die tibetische Medizin in der Mongolei von den Sowjets verboten, ihre Spuren fast vollständig ausgelöscht. 1949 kommt es zur Annexion Tibets durch die neuausgerufene Volksrepublik China. Unter dem Vorwand der „sozialen und kulturellen Hilfeleistung" folgt eine Ära systematischer Ausbeutung und Unterdrückung des tibetischen Volkes. Zehn Jahre später sieht sich der 14. Dalai Lama, das religiöse und politische Oberhaupt Tibets, nach vergeblichen Friedensbemühungen gezwungen, mit etwa 100.000 Getreuen nach Indien zu fliehen. Dort gründet er in Dharamsala eine Exilregierung.

In Lhasa erreichen die Feindseligkeiten ihren Höhepunkt. Das Men Tsi Khang wird geschlossen, die Medizinschule Chagpori in Schutt und Asche gelegt. Fast alle tibetischen Mönchsärzte werden inhaftiert, gefoltert und ermordet. Unzählige wertvolle Medizinschriften fallen dem Wüten der chinesischen Invasoren zum Opfer. 1,2 Millionen Tibeter starben seither durch Hunger, Verfolgung und andere Existenznöte.

Für seine ernsten Bemühungen um Frieden und Verständigung wurde S. H. dem Dalai Lama 1989 der Friedensnobelpreis zuerkannt.

1990 hat China das über Tibet verhängte Kriegsrecht zwar aufgehoben, seine Militärpräsenz jedoch verstärkt. Tibetische Gebiete wurden systematisch sinisiert (von Chinesen besiedelt). Heute stellen die Tibeter in ihrem eigenen Land eine Minderheit. Freie Meinungsäußerung und Religionsausübung sind trotz gegenteiliger Propaganda faktisch kaum geduldet. Der Lehrplan am wieder eröffneten Men Tsi Khang wird von chinesischer Seite genau überwacht.

In vielen westlichen Ländern bemühen sich heute Tibethilfe-Organisationen, die Identität des entwurzelten tibetischen Volkes zu stützen und zu wahren (siehe dazu das Adressenverzeichnis im Anhang).

Die Tibetische Medizin im Exil

Um das traditionelle Heilwissen zu erhalten, etablierte S. H. der Dalai Lama 1961 im indischen Dharamsala auch eine Medizinschule. Die Mission des Tibetan Medical & Astro. Institute (heute Men Tsee Khang) ist es, die tibetische Medizintradition zu bewahren und zu verbreiten, Ärzte auszubilden sowie eine allgemein erschwingliche Gesundheitsfürsorge zu gewährleisten. Zum **Men Tsee Khang** gehören ein Hospital mit Außenstellen in ganz Indien, eine Apotheke und weitere Abteilungen, beispielsweise für Arzneimittelproduktion und Forschung. Patienten aus aller Welt können sich mit ihrer medizinischen Diagnose direkt an das Men Tsee Khang wenden, um dort die entsprechenden tibetischen Arzneien zu beziehen (Adresse siehe Adressenverzeichnis).

Westliche Medizin als Segen und Last

Das Men Tsi Khang in Lhasa hat die chinesische Invasion zwar überdauert, doch macht sich der kulturelle und geistige Raubbau deutlich bemerkbar. Die akademische Lehrfreiheit unterliegt der chinesischen Oberaufsicht. Im „Traditionellen Hospital der Autonomen Region Tibet" beherrschen heute viele Ärzte zum Vorteil ihrer Patienten auch die westliche Medizin. Diese Bereicherung ist jedoch zugleich ein Nachteil. Der Buddhismus als Grundlage der tibetischen Medizinlehren wurde stark in den Hintergrund gedrängt. Versuche, die Tibetische Medizin aus ihrer buddhistischen Einbettung zu lösen, sind jedoch kaum positiv zu werten. Denn sie wirkt zwar, wie S. H. der Dalai Lama wiederholt betont hat, unabhängig von der Religion, doch kann man davon ausgehen, dass die Originalquellen Gefahr laufen, durch eine solche Profanisierung verändert oder fehlinterpretiert zu werden.

Ein tieferes Verständnis der Tibetischen Medizin ist ohne Berücksichtigung ihrer buddhistischen Wurzeln und der tibetischen Kultur nicht möglich. Die objektive Betrachtung der tibetischen Medizinlehre darf daher in keiner Verwestlichung münden, sondern soll zu ihrer Würdigung als eigenständiges und gleichberechtigtes System führen. Wissenschaftliche Untersuchungen tibetischer Heilmittel, wie sie derzeit weltweit stattfinden, stehen dem keineswegs entgegen.

Heute existieren nicht nur in Asien, sondern auch in einigen europäischen Ländern Zentren für Tibetische Medizin. In vielen davon ist ständig ein tibetischer Arzt anwesend. Außerdem werden regelmäßig Aufenthalte tibetischer „Wanderärzte" im Westen organisiert (siehe dazu das Adressenverzeichnis im Anhang).

Gesundheit und Krankheit
aus tibetischer Sicht

Der Legende zufolge überbrachte der historische Buddha Shakyamuni selbst den Menschen die Heilkunde. In der Vorstellung des Arztes als Medizin-Buddha offenbart dieser Glaube die enge Verflechtung von Heilwissen und religiösen Lehren. Nach buddhistischer Philosophie befindet sich das Universum in immerwährendem Fluss. Das einzig Beständige ist die Unbeständigkeit. Im Zentrum der tibetischen Lebensanschauung steht ferner der Wiedergeburtsgedanke. Das menschliche Leben ist geprägt vom Leiden, wobei die eigene Ich-Verblendung zu haltloser Begierde und negativem Denken führt.

Krankheit beginnt und endet im Bewusstsein

In der tibetischen Medizin wird der menschliche Geist als die Grundlage aller Phänomene angesehen. Er entscheidet letztlich über Gesundheit und Krankheit. Die verordnete Medizin ist nur Teil des spirituellen Pfades („Dharma"), durch den unser ganzes Wesen gereinigt und harmonisiert werden kann. Ein wesentlicher Aspekt der Tibetischen Medizin ist das eingehende Verständnis für psychosomatische Zusammenhänge. Auch dies ist ein Ausfluss buddhistischer Glaubensphilosophie, in der das wohlwollende Verstehen sowie Mitgefühl mit allen Wesen einen hohen Stellenwert genießen.

Als langfristiger Verursacher von Krankheiten gilt falsches Denken, wobei die **„Drei Geistesgifte"** (Begierde, Hass und Verblendung) eine tragende Rolle spielen. Weitere Ursachen sind eine falsche Ernährungs- und Lebensweise sowie negative Umwelteinflüsse. Menschliches Leiden wird jedoch aus buddhistischer Sicht auch durch unethische Taten in vergangenen Leben („karmische Belastung") und sogar durch das Wirken böser Geister hervorgerufen. Solche Krankheiten gelten als schwer bis gar nicht behandelbar.

Gesundheit heißt Gleichgewicht

Überall in der Welt stimmen alte Medizinsysteme in ihren Aussagen über das Wesen von Gesundheit und Krankheit überein. Ihnen ist die Überzeugung gemeinsam, dass Körper, Seele und Geist eine untrennbare Einheit bilden. Gesundheit bedeutet Aufrechterhaltung eines dynamischen Gleichgewichts der universellen Urkräfte. Krankheit und Leid stellen Missklänge in dieser kosmischen Harmonie dar.

Wie das gesamte Universum, so besteht nach tibetischer Medizinlehre auch der Körper aus vier beziehungsweise fünf „Elementen": Erde, Wasser, Feuer, Wind (Luft) und Raum, der alles andere durchdringt. Jedes dieser **Elemente** übt einen ganz bestimmten Einfluss auf die Lebensfunktionen des Körpers aus. Krankheiten treten durch ein Ungleichgewicht der drei Körperenergien oder Körpersäfte **„Wind"**, **„Galle"** und **„Schleim"** in Erscheinung. Diese Begriffe sind allerdings nicht im westlichen Sinn zu verstehen, sondern sie bezeichnen verschiedenste Abläufe im menschlichen Organismus. Die Einteilung in **Kälte- und Hitzekrankheiten** ermöglicht weitere Rückschlüsse auf das Woher und Warum einer Störung. Dabei gelten Ungleichgewichte der Energien Wind und Schleim als Kälte-, Gallestörungen und „unreines Blut" dagegen als Hitzekrankheiten. Diese, natürlich stark vereinfachte, Darstellung macht hinreichend deutlich, dass die Tibetische Medizin als holistisches System nicht nur die Symptome eines Leidens, sondern seine eigentlichen Ursachen zu behandeln sucht.

In den alten Medizinschriften findet sich dazu folgendes Beispiel: Wenn die Ursache einer Krankheit nicht beseitigt wird, ist es, als hätte man von einem giftigen Baum nur Blätter und Zweige abgeschnitten, ohne auch die Wurzeln auszureißen. Er wird mit Sicherheit weiter wachsen.

Diagnose und Therapie

Tibetische Ärzte praktizieren als grundlegendes Diagnosemittel eine spezielle Technik der Pulstastung. Meister ihres Faches können bis zu 48 verschiedene Pulsqualitäten unterscheiden.

Wenn ein tibetischer Arzt den Handgelenkspuls seines Patienten „liest", beurteilt er damit unter anderem den Blutfluss, welcher mit der Windenergie in Verbindung steht. Da die Energie Wind das alles bewegende Prinzip des Körpers ist, kann so der Zustand aller Organe und die Art der vorliegenden Säftestörung erkannt werden. Auch die seelisch-geistige Verfassung des Kranken spiegelt sich in seinen „Säften" wider. Es ist hier verblüffend, zu sehen, wie ein westlicher Mediziner nach aufwändigen Untersuchungen zum selben Resultat gelangt wie sein tibetischer Kollege nach 2–3-minütiger Pulstastung. Billiger und effizienter geht es kaum.

Einsicht und Dharma

In den meisten Fällen reicht dem tibetischen Arzt die Pulsdiagnose samt einer kurzen Befragung des Patienten zur grundlegenden Diagnosestellung aus. Bei Unklarheit und komplizierten Säftestörungen erfolgt auch eine Begutachtung von Urin, Augen, Haut und der Zunge. Wichtig für eine erfolgreiche Behandlung ist die Einsicht des Kranken, welchen Anteil er selbst an seinem Leiden hat – wo er aus buddhistischer Sicht den Pfad des „Dharma" verlassen hat. Tatsächlich sind hier wie anderswo die meisten gesundheitlichen Probleme entweder direkt oder indirekt auf eine falsche Ernährungsweise, verbunden mit Stress und negativem Denken, zurückzuführen. Jede Therapie sollte also zuerst an diesen Punkten ansetzen. Allerdings steht heute auch in der Tibetischen Medizin die Verschreibung von Heilkräuterzubereitungen praktisch an erster Stelle, da eine Änderung der Lebensumstände bei den meisten Patienten eben nur schwer herbeizuführen ist.

Die tibetische Arznei, sofern sie korrekt ausgesucht und die Störung richtig erkannt wurde, beseitigt nicht nur die Symptome einer Krankheit, sondern heilt auch gleichzeitig ihre Ursachen. Damit steht sie ganz im Gegensatz zur westlichen Pharmazie, deren Mittel immer vorrangig auf eine Symptombeseitigung zielen. Die Arzneimittel- oder Innere Therapie wird von Fall zu Fall ergänzt durch äußere Maßnahmen wie Moxibustion (Abbrennen von Beifußkraut über bestimmten Körperstellen), Schröpfen, Aderlässe oder Akupunktur mit einer dicken Goldnadel. Einige dieser Methoden kann man nicht eben als „sanft" bezeichnen, sie sind bei schweren Krankheiten aber offenbar sehr effektiv. Buddhistische Patienten sind außerdem dazu angehalten, die Behandlung durch Meditation, Gebete und positive Visualisationen (Vorstellungsbilder) zu unterstützen.

Die Tibetische Medizin wirkt unabhängig

Die Behandlung mit tibetischen Heilmitteln entfaltet immer ihre spezielle Wirkung – unabhängig davon, ob der Arzt beziehungsweise Patient Buddhist ist oder nicht. Ein tibetischer Mönchsarzt würde seine Behandlung immer mit Gebeten begleiten, weil das dem religiösen Empfinden dieser Kultur entspricht. Wenn ein westlicher Mediziner seinen Patienten mit Wohlwollen und freundlichen Gesten begegnet, tut er aber im Grunde etwas ganz Ähnliches.

Selbstverständlich kann und soll die Tibetische Medizin die westliche nicht ersetzen. Dies muss auch schon deswegen hervorgehoben werden, weil ihre Stärken und Qualitäten ganz andere sind. Beide Systeme können sich jedoch sinnvoll ergänzen. Als besonders erfolgreich hat sich die Tibetische Medizin bei der Behandlung chronischer Leiden erwiesen. Doch auch in der täglichen Praxis wäre sie oft mindestens genauso effektiv wie unser westliches System – und vor allem kostensparender. Patienten, die sich eine rasche Lösung ihrer meist über Jahre entstandenen gesundheitlichen Probleme erhoffen, könnten allerdings enttäuscht sein. Tibetische Kräuterarzneien beispielsweise müssen, da sie in der Regel sanfte Heilimpulse liefern, über längere Zeit eingenommen werden, bevor erste Erfolge sichtbar sind. Auch hier spiegelt sich die buddhistische Lebensphilosophie wider: Ohne Geduld, ein wenig Demut und den Willen zur Veränderung stellt sich das erstrebte Gleichgewicht nicht ein.

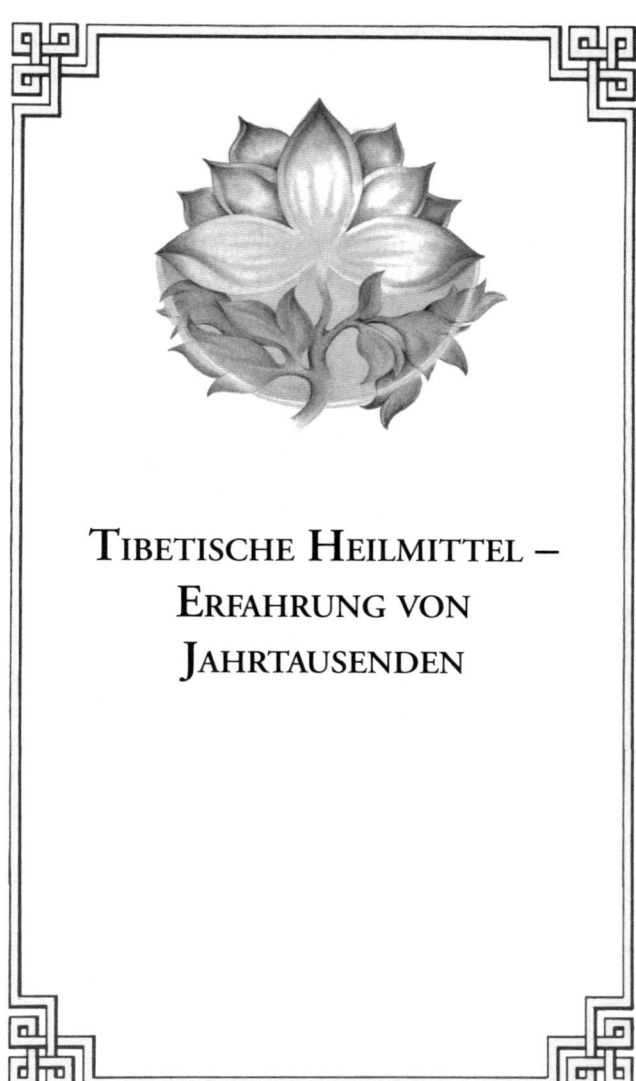

TIBETISCHE HEILMITTEL –
ERFAHRUNG VON
JAHRTAUSENDEN

Die Tibetische Medizin kennt verschiedenste Ingredienzen zur Herstellung innerer Heilmittel: Pflanzen, Bäume, Harze, Mineralien und Erden, Edelmetalle und vieles mehr. Nach den universellen Gesetzen kann buchstäblich alles, was existiert, zum Heilmittel werden. Zu 95 % basieren die überlieferten Arzneiformeln jedoch auf Pflanzenmaterial. Als sanfteste Art der Behandlung gilt in der Tibetischen Medizin jene mit Dekokten (Abkochungen pulverisierter Pflanzen); es folgen Pulver, Sirups und schließlich gepresste Kräuterpillen.

Kräuter- und Juwelenpillen

Die für tibetische Arzneimittel benötigten Pflanzen werden überwiegend im Hochhimalaya gesammelt und je nach Standort auf ihr spezifisches Wirkstoffprofil hin beurteilt. Beispielsweise haben in der Sonne und in tieferen Lagen gewachsene Pflanzen wärmende oder erhitzende Eigenschaften. Sie werden demnach bei Kältestörungen eingesetzt. Schattenpflanzen und solche aus großer Höhenlage wirken dagegen kühlend, heilen also Hitzestörungen. Auch die Sammelzeit, der Verarbeitungsprozess und sogar astrologische Einflüsse spielen ebenso eine Rolle wie die Tatsache, welche Pflanzenteile man verwendet.

In Lhasa und Dharamsala erfolgt die Herstellung von Kräuterarzneien streng nach der alten Überlieferung. Gute Wirkung und Verträglichkeit sind hier garantiert. Das Hauptproblem stellen nach wie vor die begrenzten Rohstoffquellen und die schwierige Finanzlage beider Zentren dar.

Heilkraft ohne Nebenwirkung

Entgegen der westlichen Anschauung geht die Tibetische Medizin davon aus, dass jede einfache Medizin auch schädlich sein kann. Eine Pflanze, die einem bestimmten Körperorgan nützt, wirkt gleichzeitig fast immer negativ auf ein anderes ein. In tibetischen Arzneien zielen aus diesem Grund nur etwa 80 % der Bestandteile auf eine Heilung der krankhaften Störung, während die restlichen Inhaltsstoffe unerwünschte Nebenwirkungen auffangen sollen.

Tibetische Kräuterpillen enthalten bis zu 35 verschiedene Ingredienzien in jeweils sehr geringer Dosierung. Leider sind heute viele Pflanzen der Himalayaregion vom Aussterben bedroht. Die Verwendung ähnlicher Arten aus anderen Hochgebirgsgegenden wird zwar erwogen, ob sie aber denselben Erfolg garantieren, bleibt fraglich. Schon die Benennung der circa 1000 verschiedenen Pflanzen, von welchen 300 bis 400 laufend in Gebrauch sind, gibt Rätsel auf, denn für die meisten existieren nur tibetische Namen.

Der Geschmack als Indikator

Das wesentliche Kriterium einer tibetischen Arznei ist ihr Geschmack. Aus dem Zusammenwirken der fünf Elemente werden bei Nahrungs- und Heilmitteln **sechs** erkennbare **Geschmacksrichtungen** unterschieden, die wir regelmäßig und in ausgewogenem Verhältnis zu uns nehmen müssen, um gesund zu bleiben.

Dazu kommen noch weitere „Qualitäten", „Potenzen" und „postdigestive Geschmäcker", die für die Arzneimittelkomposition wichtig sind. Der Geschmack einer Kräuterpille macht so ihre Wirkrichtung ziemlich exakt vorhersagbar. Eine zusammengesetzte Arznei, die alle Geschmacksanforderungen erfüllt, wäre in der Hand des kundigen Arztes faktisch ein Allheilmittel, das jede Art von Säftestörung behebt.

Juwelenpillen

Eine Besonderheit der Tibetischen Medizin sind die Juwelenpillen oder „Wertvollen Pillen" (engl.: precious pills). Sie werden einerseits zur Erhaltung der Gesundheit genommen; andererseits können diese Arzneien, da sie immunstärkend und aufbauend wirken, alle Arten von Störungen heilen. Anders als bei gewöhnlichen Kräuterpillen werden die Heilpflanzen für Juwelenpillen nicht getrocknet, sondern zu einem Brei gekocht und mit Schwefel, pulverisierten Edelsteinen, Mineralien und Metallen – darunter sogar entgiftetes Blei oder Quecksilber – versetzt. Der im Westen geforderten Arzneimittelsicherheit ist hier kaum Genüge zu tun, weshalb der generelle Vertrieb nicht erlaubt sein kann. Juwelenpillen müssen nach entsprechender Diagnose durch einen in tibetischer Medizin ausgebildeten Arzt verordnet werden und sollten aus verlässlicher Quelle stammen. In Dharamsala werden derzeit **sieben Arten von Juwelenpillen** hergestellt, die zwischen 25 und 165 (!) Einzelbestandteile enthalten. Sie tragen ein spezielles Gütesiegel.[3]

Wertvolle Pillen sind in alten tibetischen Quellen als Medizin für die neu auftretenden Krankheiten kommender Generationen genannt worden. Tatsächlich hat Dr. Tenzin Choedrak, der ehemalige Leibarzt des Dalai Lama und Überlebende des chinesischen Massakers, die Wirkung von Juwelenpillen mit großem Erfolg an Opfern der Tschernobyl-Katastrophe erprobt. Aids-Patienten könnten ebenfalls von Juwelenpillen profitieren.[4]

Allerdings ist die Erzeugung dieser hochwertigen Arzneien aufgrund fehlender Rohstoffe und Finanzmittel derzeit nur in begrenztem Umfang möglich. Auch erlaubt das komplizierte, teilweise immer noch geheime Herstellungsverfahren keine wirkliche Massenproduktion.

Die Stimme der Wissenschaft

„Unsere Heilkunst muss einer kritischen Analyse standhalten...", unterstrich S.H. der Dalai Lama anlässlich des Washingtoner Kongresses über Tibetische Medizin seine Forderung nach geeigneten Studienprogrammen, die das tibetische „Wissen vom Heilen" auch für uns im Westen verständlich und nutzbar machen sollen.[5] Der Weg dahin ist allerdings steinig und mit großen Problemen gepflastert.

Enge contra Vielfalt

Tibetische Arzneimittel sind sorgfältig komponierte Vielstoffgemische, die sich der üblichen wissenschaftlichen Beschreibung entziehen. Genau das aber macht ihre Anerkennung so schwierig. Unsere moderne Pharmakologie ist nämlich bestrebt, jede einzelne Pflanze in ihre wirksamen Inhaltsstoffe zu zerlegen, diese dann zu isolieren und chemisch nachzubauen. Pharmakonzerne in aller Welt sind ständig auf der Suche nach Monosubstanzen, also Einzelstoffen, die man mit Gewinn patentieren kann. Eine solche Vorgangsweise kommt bei tibetischen Medikamenten jedoch nicht in Frage.

Michael McIntyre, Spezialist für Pflanzenheilkunde und Direktor der „Midsummer Cottage Clinic" in England, spricht von „allopathischem Rosinenpflücken" und meint damit, dass selbst interessierte Ärzte in ihrer Praxis meist nur Einzelpflanzen verwenden und diese wie irgendeine andere Droge verordnen. Grundlage der Pflanzenmedizin, so betont McIntyre, sei jedoch der Gedanke der Vielfalt: die **Polypharmazie**.[6] Welchen Sinn hätte es auch, den Gesamtorganismus Pflanze auf die chemische Reaktion einiger weniger Moleküle zu reduzieren?

Der Irrtum linearer Denkmuster

Der Wiener Biophysiker Dr. Herbert Schwabl, heute Direktor der Schweizer Firma Padma AG, hat die Wirkungsweise von Padma 28 genauer untersucht (siehe dazu das Kapitel „Padma 28 – Motor des Immunsystems"). Er ist mit vielen anderen davon überzeugt, dass die Zukunft den nichtlinearen Wissenschaften gehört.[7]

Nichtlinear heißt, dass nicht jeder Wirkung sofort eine sichtbare Ursache zugeordnet werden kann. Nichtlineares Denken erfordert mehr Weitblick und eine ganzheitliche Sicht der Dinge. Es gilt, ausgetretene wissenschaftliche Pfade zu verlassen, um dafür tiefere Einblicke in das Funktionieren komplexer Systeme, wie ja auch der menschliche Körper eines ist, zu gewinnen. Ein Weg, den die Volksmedizin seit jeher beschritten hat.

Für die medizinische Forschung und Praxis bedeutet diese Vorgabe: Man muss bereit sein, die offensichtliche Gesamtwirkung tibetischer Vielstoffgemische, wie sie in Versuchsreihen eindeutig zu Tage tritt, anzuerkennen – ohne sie bis ins Detail nachvollziehen zu wollen. Aufwändige Analysen biochemischer Einzelabläufe machen insofern wenig Sinn. Immer mehr Krankheiten werden heute durch eine Vielzahl von Faktoren (Ernährung, Lebensstil, Umwelt usw.)

ausgelöst. Umso naheliegender scheint es, ihnen mit einer Vielfalt von Substanzen zu begegnen. Bezogen auf das Heilpotential tibetischer Wirkstoffgemische kann hier die Summe von 2 plus 2 durchaus einmal 5 sein.

Tibetische Arzneien als Informationsträger

In tibetischen Rezepturen dominiert, wie wir nun wissen, niemals ein Bestandteil, sondern erst die Kombination ausgesuchter Inhaltsstoffe macht ihre oft verblüffende Gesamtwirkung aus. Jedes dieser komplexen Wirkstoffgefüge liefert dem Körper eine Vielzahl von Anstößen in Richtung Gesundheit und hilft ihm so, zum natürlichen Gleichgewicht zurückzukehren. Tibetische Heilmittel fungieren als Botschaften, die der Organismus verstehen und selbständig umsetzen kann. Geruch und Geschmack einer Arznei sind dabei ebenso wenig nebensächlich wie der Zeitpunkt der Einnahme. Eines fügt sich perfekt ins andere wie die Teile eines Puzzle-Spieles. Die Heilkraft solcher Gemische auf ein einziges Wirkprinzip zurückführen zu wollen wäre unmöglich und überdies sinnlos.

Jenseits der Schulweisheit

Für die Klärung der Frage, weshalb eine tibetische Arznei gerade so und nicht anders wirkt, geht unserer rationalen Wissenschaft das Rüstzeug noch weitgehend ab. Es gibt, wie S. H. der Dalai Lama in unter anderem in einem Interview mit dem Filmregisseur Franz Reichle erklärte, eine

Gruppe tibetischer Medikamente, die ihrer Charakteristik nach von bestimmten Naturphänomenen abhängen. Sie sind nur dann voll wirksam, wenn sie zum Beispiel dem Licht des Vollmondes ausgesetzt wurden. Auch genaue astrologische Berechnungen für die Herstellung oder Einnahme können für die Heilkraft einer bestimmten Arznei ausschlaggebend sein.[8]

Die Tibeter nennen dieses Phänomen kosmischer Abhängigkeiten **Tendrel** und betrachten es als ganz selbstverständlich. Etwas Vergleichbares ließe sich vielleicht in der westlichen Homöopathie bei den Arzneien „Sol" und „Luna" finden*. Auch sie beziehen ihre Wirksamkeit aus metaphysischer Quelle.

Unsere „Schulweisheit" kann damit noch herzlich wenig anfangen. – Leider.

---

* Hier wird Milchzucker dem Sonnen- bzw. Mondlicht ausgesetzt und dann zur Arznei potenziert. „Sol" wirkt beispielsweise ausgezeichnet gegen die Folgen von Sonnenbrand. Enthalten ist in diesem Mittel „nichts", außer eben Licht.

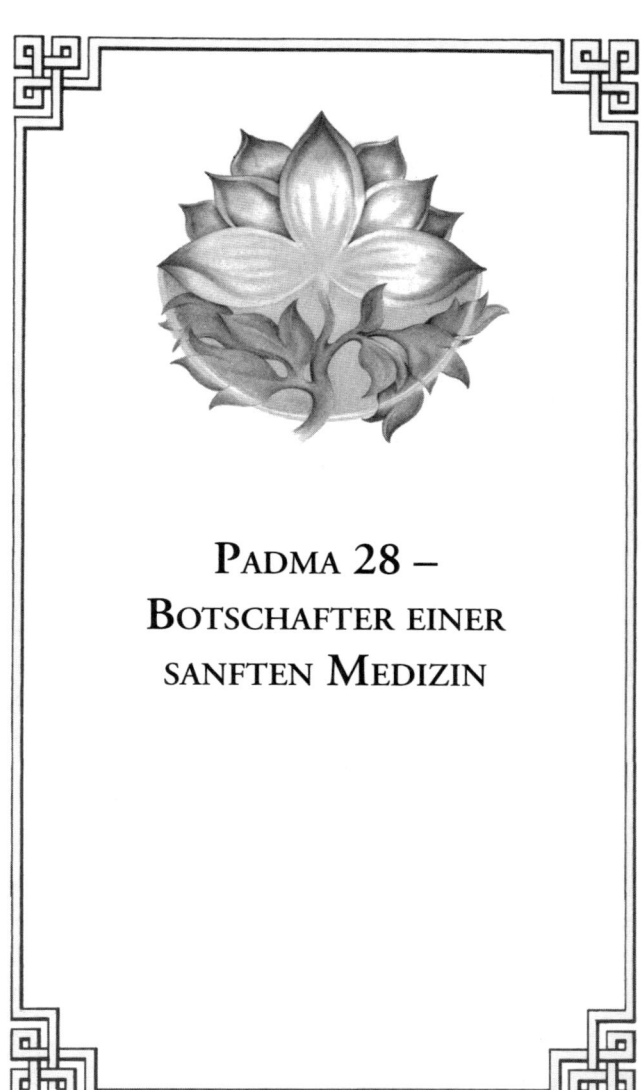

PADMA 28 –
BOTSCHAFTER EINER
SANFTEN MEDIZIN

Karl Lutz entdeckt
die Tibetische Medizin

Zürich, im Jahre 1954: Der Schweizer Pharmakaufmann Karl Lutz lauscht gebannt dem Vortrag eines Benediktinerpaters über Tibetische Medizin.

Was er da hört, fasziniert ihn und er beginnt, sich für diese alte Medizinlehre zu interessieren.

Über den Vortragenden, Pater Cyrill von Korvin-Krasinski, lernte Karl Lutz den polnischen Chirurgen Peter Badmajew kennen. Dessen verstorbener Vater Wladimir Badmajew hatte die Tibetische Medizin von seinen berühmten burjatischen Vorfahren übernommen und in seiner Warschauer Arztpraxis stets erfolgreich neben der westlichen eingesetzt. Zum Nachlass von Wladimir Badmajew gehörte auch eine Beschreibung tibetischer Arzneirezepturen. Pharmafirmen zeigten keinerlei Interesse, doch Karl Lutz ahnte, auf welchen Schatz er da gestoßen war. Zusammen mit Peter Badmajew ließ er probeweise einige der Arzneien herstellen und erarbeitete eine genaue, bisher einzigartige Indikationsliste für alle 14 überlieferten Rezepturen. Das Ganze wurde interessierten Ärzten zur Verfügung gestellt.

Eine Formel wird zum Begriff

Karl Lutz wählte für seine Arzneien den Namen „**Padma**". (Der Ausdruck steht im Sanskrit für den Lotos, das Sinnbild der Reinheit und Schönheit.) Auch die klangmäßige Ähnlichkeit zum Namen Badmajew schien recht passend. Das Rezept Nr. 28 dieser Indikationsliste erregte schon bald einiges Aufsehen. „Padma 28" erwies sich nämlich als überraschend wirksam bei der Behandlung arterieller Verschlusskrankheiten, wie dem bekannten „Raucherbein". Immer mehr Patienten wussten von einer erstaunlichen Besserung ihrer Beschwerden zu berichten, die nachhaltiger war als mit gefäßerweiternden Medikamenten. Es folgten Studien, welche die beobachtete Wirkung von Padma 28 bestätigten.[9]

Bis zur offiziellen Zulassung als Kassenmedikament im März 1998 sollte es allerdings noch ein weiter, mit bürokratischen Hürden gepflasterter Weg sein. Zu groß waren die Vorbehalte und Widerstände seitens der etablierten Medizin. Doch Karl Lutz kämpfte unermüdlich für seine Überzeugung. Ihm gebührt das Verdienst, als Erster die Bedeutung der Tibetischen Medizin erkannt und die entscheidenden Weichen zur Anerkennung tibetischer Heilmittel in Europa gestellt zu haben.

Sein Lebenswerk wird von der Schweizer Firma **Padma AG**, deren Gründer und Leiter er bis zu seinem Tode 1995 war, weitergeführt. Das Unternehmen produziert nach den Originalangaben und unter strenger Qualitätskontrolle die beiden Rezepturen „Padma 28" und „Padma Lax" (Padma Nr. 179) sowie vier tibetische Teemischungen (siehe dazu das Kapitel „Tibetische Tees – ein einfacher Weg zum Wohlbefinden"). Die Herstellung weiterer tibetischer Arzneiformeln wird erwogen.

Warum Padma 28 wirkt

Schon während die Rezepturen der Ärztefamilie Badmajew über die Mongolei und Russland nach Europa gelangten, hat man wahrscheinlich viele Kräuter aus dem Hochhimalaya durch ähnliche Exemplare der örtlichen

Pflanzenwelt ersetzt. Die Tibeter selbst stehen der Formel Padma 28 deshalb etwas argwöhnisch gegenüber. Die aktuelle Rezeptur wurde jedoch von Dr. Donden, dem Gründer des Men Tsee Khang in Dharamsala, auf ihre einwandfreie Zusammensetzung hin überprüft und für korrekt befunden.

Padma 28 ist ein typischer Vertreter der sanften tibetischen Pflanzenmedizin. Die gepressten Kräutertabletten bestehen aus 22 natürlichen Komponenten, 20 davon Pflanzen und Pflanzenteile, in Verbindung mit natürlichem Kampfer und Calciumsulfat (Gips). Insgesamt ergibt sich ein Gehalt von über 10.000 verschiedenen Substanzen, die **synergistisch**, das heißt ineinandergreifend und sich gegenseitig verstärkend, zusammenwirken. Die pflanzlichen Anteile von Padma 28 sind fein vermahlen, ansonsten aber roh belassen.

Die Inhaltsstoffe von Padma 28 lassen sich gemäß tibetischen Grundsätzen in drei Wirkrichtungen gliedern:
1. Bestandteile, welche die Hauptwirkung ausmachen
2. Komponenten, die diese unterstützen und
3. Bestandteile, welche die unerwünschten Wirkungen anderer Inhaltsstoffe aufheben.

Diese Vorgaben finden bei der Zusammenstellung jeder tibetischen Kräuterarznei Beachtung.

Bei der Betrachtung der Inhaltsstoffe von Padma 28 (siehe Tabelle) fällt auf, dass diese Rezeptur wider Erwarten nicht nur aus fernöstlichen Ingredienzen besteht. Vielmehr stoßen wir auf so „gewöhnliche" altbekannte Pflanzen wie Ringelblume, Spitzwegerich, Vogelknöterich oder Goldfingerkraut. Ja, sogar die Blätter von Gartensalat (Lactuca sativa) sind enthalten. Tatsächlich kommt nur ein Teil der in Padma 28 enthaltenen Pflanzen ausschließlich in asiatischen

Inhaltsstoffe von Padma 28

Lateinische Bezeichnung	Gebräuchlicher Name	mg pro Tablette	Ballaststoffe, Pektine	Ätherische Öle	Gerbstoffe	Bitterstoffe	Flavonoide (Farbstoffe)
Aegle sepiar fructus	Marmelosfrucht	20	•		•		
Amomi fructus	Nelkenpfeffer	25		•			
Aquilegiae vulgaris herba	Akeleikraut	15	•		•		
Calendulae flos	Ringelblumenblüten	5		•			•
Dextrocamphora	Naturkampfer	4		•			
Cardamomi fructus	Kardamom	30		•			
Caryophylli flos	Gewürznelke	12		•			
Costi amari radix	Indische Costuswurzel	40	•	•	•		
Hedychii rhizoma	Hedychwurzel	10	•	•			
Lactucae sativae folium	Gartenlattich	6	•				
Lichen islandicus	Isländisches Moos	40	•			•	
Liquiritiae radix	Süßholzwurzel	15	•				•
Meliae tousend fructus	Neembaumfrucht	35				•	
Myrobalani fructus	Myrobalanen	30			•		
Plantaginis herba	Spitzwegerichkraut	15	•		•		
Polygoni herba	Vogelknöterichkraut	15	•		•		
Potentillae aureae herba	Goldfingerkraut	15			•		•
Santali rubri lignum	Rotes Sandelholz	30		•			•
Sidae cordifoliae herba	Sidakraut	10	•				
Valerianae radix	Baldrianwurzel	10		•			
Calcii sulphas pulv.	Gips (Mineral)	20					

Quelle: Produktinformation der Firma PADMA AG, CH–8603 Schwerzenbach

Ländern vor, der Rest auch in unseren Breiten. Isländisch Moos ist überhaupt nur in Nordeuropa heimisch. Die Zutaten für Padma 28 werden heute von der Herstellerfirma auf dem regulären Arzneimittelmarkt angekauft. Zum Teil stammt das Pflanzenmaterial aus landeseigenem kontrollierten Anbau.

Die bittere Pille

Wie bereits erläutert, spielen Geruch und Geschmack einer Arznei in der Tibetischen Medizin eine entscheidende Rolle. Auch bei Padma 28 lassen allein diese Merkmale Rückschlüsse auf das Wirkspektrum zu.

Padma 28 schmeckt bitter, etwas scharf und durchdringend. Nach tibetischer Medizinlehre verfügt es daher über kühlende Eigenschaften. Die Rezeptur stimuliert die Energie „Wind" sowie in geringem Maße „Schleim". Sie wirkt beschwichtigend auf „Galle" (siehe dazu das Kapitel „Tibetische Medizin – Das Wissen vom Heilen", Seite 13). In etwa ließe das günstige Effekte bei „Hitzestörungen" wie Entzündungen, Herz-Kreislauf-Leiden und Immundefekten erwarten. Wissenschaftliche Studien und die medizinische Praxis konnten inzwischen zeigen, dass diese Vermutung in der Tat zutrifft.

Die Kraft der Pflanzeninhaltsstoffe

Zwischen Pflanze und Mensch besteht eine Jahrtausende alte Beziehung. Schon immer haben kundige Anwender es verstanden, die heilenden Kräfte der Pflanzenwelt für sich zu nutzen.

Erste Aufzeichnungen über die medizinische Verwendung von Pflanzen findet man auf sumerischen Tontafeln und im ägyptischen „Papyrus Ebers". Pflanzen bilden während ihres Wachstums in Blüten, Blättern und Wurzeln eine Fülle bioaktiver Substanzen, die auf den menschlichen Organismus wirken, wenn wir pflanzliche Nahrung oder Heilkräuter zu uns nehmen. Die Phytochemie untersucht diese Wirkstoffe genauer, während die Pharmakologie ihre therapeutischen Einsatzmöglichkeiten erforscht.

Wirksamkeit durch Vielfalt

Pflanzen enthalten im Wesentlichen zwei Arten von Wirksubstanzen. Die Produkte des primären Stoffwechsels (Saccharide, Lipide usw.) sind unentbehrlich für das Überleben der Pflanze selbst. Daneben fallen aber auch so genannte **sekundäre Pflanzenstoffe** an, die zu Heilzwecken genutzt werden können. Pflanzen liefern außerdem Vitamine, Mineralien, Spurenelemente, antibakterielle Substanzen und vieles mehr. Die sekundären Phytochemikalien einer Pflanze ergänzen und verstärken sich wechselseitig in ihrer Wirkung. Keine isolierte oder chemisch nachgebaute Substanz kommt diesem natürlichen Informationsgefüge gleich. Wie in einer musikalischen Komposition ginge der perfekte Zusammenklang verloren, wenn auch nur eine einzige Note fehlen würde.

Es gibt schätzungsweise mindestens 10.000 solcher sekundärer Phytochemikalien, die den Pflanzen als Farb-, Duft- und Aromastoffe dienen und sie außerdem vor Krankheiten oder Schädlingen schützen.

Gesundheitsfördernde Pflanzenstoffe kommen in allen Arten von Getreide, Hülsenfrüchten, Gemüse und Obst vor, werden dem Körper also schon im Rahmen einer vernünftigen Ernährung zugeführt. Bioaktive Substanzen sind im Nahrungskreislauf jeweils nur in winzigen Mengen vorhanden, doch gerade dieses kontinuierliche Angebot minimaler Reize hält viele Lebensvorgänge aufrecht.

In tibetischen Kräuterrezepturen kommt dieser Vorteil besonders zum Tragen und bildet das eigentliche Wirkprinzip. Eine natürliche „Breitbandarznei" wie Padma 28 kann dem Organismus vorbeugend und bei schon bestehenden Störungen eine Vielfalt von biochemischen Anstößen zur Gesundheit liefern. Unser Körper ist in der Lage, aus diesem Wirkstoffangebot genau die für ihn brauchbaren Informationen herauszufiltern.

Wie in anderen tibetischen Pflanzenheilmitteln liegen auch in Padma 28 die einzelnen Bestandteile in so geringer Menge vor, dass westliche Pharmakologen kaum nennenswerte Effekte erwarten würden. Dennoch macht gerade diese sanfte Impulsvielfalt in Padma 28 seine umfassende Wirkung und gute Verträglichkeit aus.

Betrachten wir die folgende Zusammenstellung einiger in unserem täglichen Nahrungsangebot vorhandenen Phytochemikalien. Sie veranschaulicht am besten die umfassenden Wechselwirkungen dieser Naturstoffe.

Pflanzeninhaltsstoffe mit Untergruppen [U]	Vorkommen	Wirkrichtung
Ätherische Öle und Harze	in Gewürzen, Heilkräutern, Meerrettich, Senf usw.	meist entzündungshemmend, keimtötend, blutreinigend, immunstimulierend
Bitterstoffe U: Cynarin, Lactane u. a.	in Artischocken, Endivie, Bitterkräutern usw.	verdauungsanregend, beruhigend, entgiftend
Carotinoide (Vorstufen von Vitamin A) U: Beta-Carotin, Lykopin u. a.	in gelb/orangefarbigem Obst und Gemüse, Grüngemüse, Tomaten, Algen usw.	krebsvorbeugend, (antikanzerogen), keimtötend, stärken das Immunsystem, antioxidativ (hemmen freie Radikale)
Gerbstoffe	in Wurzeln und Blättern vieler Pflanzen	entziehen Krankheitserregern den Nährboden, wundheilend, reizmildernd
Phytoöströgene U: Isoflavonoide, Lignane u.a.	in Vollkorn, Hülsenfrüchten, Leinsamen, vielen Heilpflanzen	krebsvorbeugend, keimtötend, cholesterinsenkend, hormonstimulierend
Phytosterine U: Betasitosterin u. a.	in Pflanzenölen und -samen, Kürbiskernen, Sesam, Sonnenblumenkernen usw.	krebsvorbeugend, cholesterinsenkend

Pflanzeninhaltsstoffe mit **Untergruppen [U]**	Vorkommen	Wirkrichtung
Polyphenole (siehe unten) U: Flavonoide und Tannine: z. B. Antozyane, Querzetin, Genistein, Rutin, Phenolsäuren, Hydroxyzimtsäuren u. a.	in vielen Gemüsen, rotem Beerenobst, Zwiebeln, Knoblauch, rotem Weinlaub, in zahlreichen Teesorten wie Grüntee oder Rotbuschtee	krebsvorbeugend, keimtötend, immunstimulierend, entzündungshemmend, blutdruckregulierend, antioxidativ
Saponine (stickstofffreie Glykoside)	in Pflanzensamen, Hülsenfrüchten, vielen Heilpflanzen	krebsvorbeugend, keimtötend, cholesterinsenkend, entzündungshemmend
Schleimstoffe	in Beerenfrüchten, vielen Heilpflanzen, z. B. Eibisch oder Isländisch Moos	reizmildernd, schleimhautschützend
Sulfide U: Ajoen, Allicin und Alliin u. a.	in Knoblauch, Zwiebeln und anderen Pflanzenarten	krebshemmend, keimtötend, immunstimulierend, entzündungshemmend, blutreinigend, verdauungsregulierend, antioxidativ

Flavonoide und Tannine

Zu den wichtigsten in Padma 28 enthaltenen Pflanzenschutzstoffen gehören die Flavonoide und Tannine. Sie zählen mittlerweile zu den bestuntersuchten sekundären Phytochemikalien.

Flavonoide und Tannine sind Untergruppen bestimmter Gerbstoffverbindungen, sogenannter **Polyphenole.** Diese Substanzen bewahren eine Pflanze vor Schädigungen von außen (UV-Strahlung, Pilzbefall usw.) und dienen als Hilfe bei der Anpassung an die Umwelt. Die Polyphenole haben das besondere Interesse der Forschung geweckt, weil diese Stoffgruppe offensichtlich eine stark krebshemmende Wirkung entfaltet.

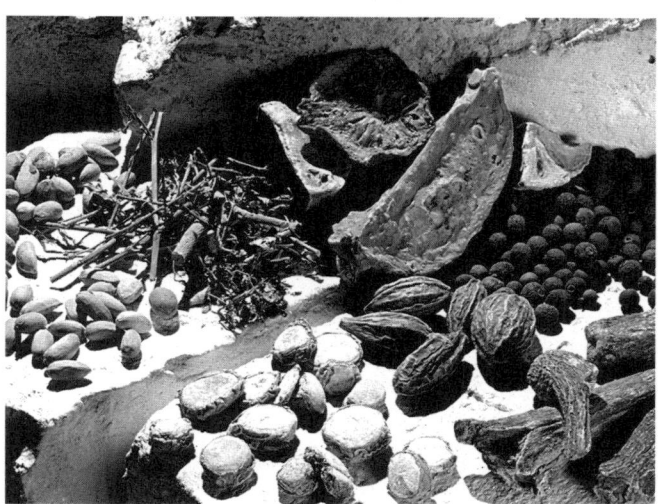

Padma 28 Kräutermischung

Die etwa 5000 verschiedenen Flavonoide und Tannine kommen vorwiegend in der Schale und Rinde von Früchten und Gemüsen sowie in zahlreichen Teepflanzen und Gewürzen vor. Sie müssen dem Organismus regelmäßig zugeführt werden, da er sie selbst nicht bilden kann. Therapeutisch wirken Polyphenole vor allem antioxidativ und damit dem Prozess der Zellalterung und -schädigung entgegen.[10] Wie das genau geschieht, und bei welchen Gesundheitsstörungen Sie das Kräutergemisch Padma 28 sinnvoll einsetzen können, darüber informieren die folgenden Kapitel.

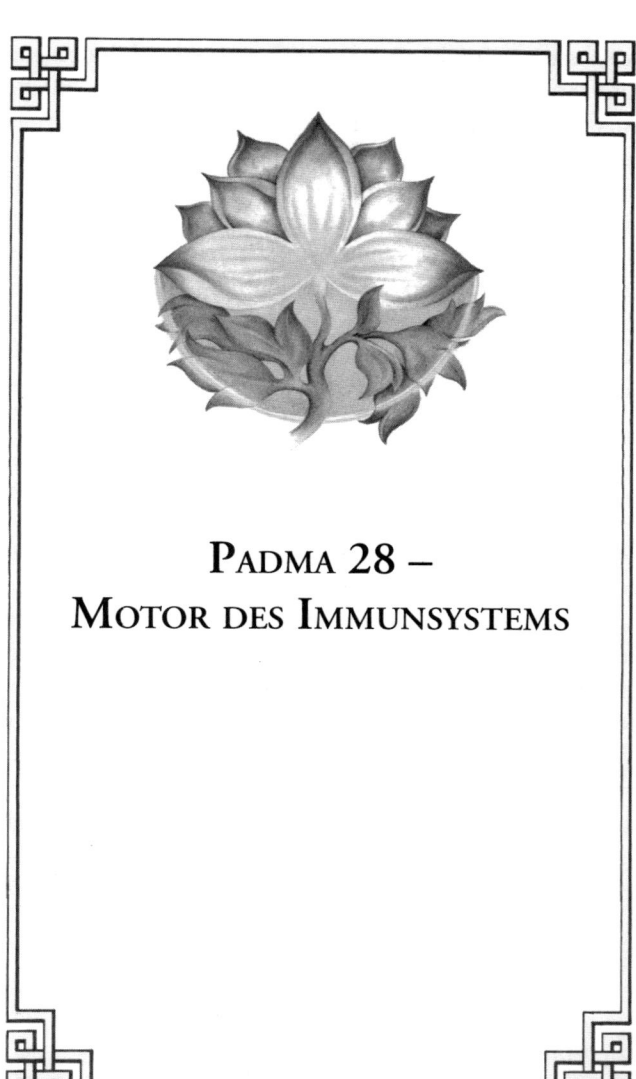

PADMA 28 –
MOTOR DES IMMUNSYSTEMS

Geschätzte 1,5 Kilogramm würden es sein, könnte man das Immunsystem eines erwachsenen Menschen auf die Waage legen. Wie eine aktive Polizeitruppe sind die Mitarbeiter dieser biologischen Organisationseinheit jedoch im ganzen Körper an strategisch wichtigen Punkten verteilt. Wenn Gefahr von außen droht, sprich Krankheitserreger einzudringen versuchen, beginnt oft ganz unbemerkt eine Schlacht auf Leben und Tod. Haut und Körpersekrete (Speichel, Magensaft usw.) bilden eine erste Barriere gegen den Feind. Gelingt die Abwehr auf diesem Wege nicht, tritt das Heer unserer Immunzellen auf den Plan.

Wie unser Immunsystem funktioniert

Die Schaltzentrale der so genannten **zellgebundenen Immunität** befindet sich in der hinter dem Brustbein gelegenen Thymusdrüse. Das rote Knochenmark dient als Produzent und Nachschubbasis für Immunzellen, die auch im Lymphsystem, der Milz, den Gaumen- und Rachenmandeln, den „Peyer Plaques" des Darmes und vielen anderen Körperorganen präsent sind. Von diesen Sammelstellen aus werden bei Bedarf verschiedene Arten weißer Blutkörperchen (Leukozyten) als Kämpfertruppe gegen eindringende Bakterien, Viren und Pilze ins Feld geschickt. Ihre Hauptaufgabe besteht darin, fremde Mikroorganismen mit Hilfe von Enzymen, Schutzstoffen und durch **Phagozytose** (Verdauung von Zellabfall durch Fresszellen) abzuwehren.

70 % der im Knochenmark gebildeten Zellen sind Granulozyten (körnig erscheinende Fresszellen), den Rest bilden Monozyten (Riesenfresszellen = Makrophagen) sowie Lymphozyten, die Antikörper herstellen können (siehe un-

ten). Neben dem zellgebundenen existiert außerdem ein **humoraler**, das heißt an Blut und Lymphe gekoppelter **Teil des Immunsystems**. Auch dieser hält ständig Ausschau nach Fremdkörpern. Seine Aufgabe ist die Produktion von Antikörpern oder Immunglobulinen durch so genannte **B-Lymphozyten**, während die Hauptakteure der zellgesteuerten Abwehr **T-Lymphozyten** und T-Helferzellen sind.

Antikörper und Antigene

Im gesunden Organismus löst jede Infektion umgehend eine humorale oder zellgesteuerte Immunantwort aus. Unerwünschte Eindringlinge werden zunächst als körperfremdes Eiweiß (**Antigen**) erkannt. B- und T-Zellen reagieren darauf mit der Bildung von Antikörpern. Man könnte sagen, sie markieren den Feind, um ihn dann speziellen Killer- und Fresszellen zur Vernichtung auszuliefern. Danach übernehmen einige Lymphozyten die Funktion von Gedächtniszellen. Sie speichern gleichsam den Bauplan der unerwünschten Gäste. Im Wiederholungsfall geht dann die Feinderkennung und Antikörperbildung viel schneller und effizienter vor sich. Wir sind in einem solchen Fall „immun".

Jeder Mensch besitzt somit eine Reihe angeborener und erworbener Abwehrmechanismen gegen Infektionen. Die biologischen Zusammenhänge dieses komplexen Regelkreises sind noch lange nicht ausreichend erforscht.

Fest steht aber: Nur ein gut funktionierendes Immunsystem kann uns wirksam vor Gesundheitsschäden bewahren. Dabei muss es heute mit extrem vielen Reizen und Belastungen fertig werden.

Zu einem Nachlassen der Immunkräfte kommt es vor allem durch Umweltgifte, Medikamenten- und Genussmittelmissbrauch, Fehlernährung, Bewegungsarmut sowie bei psychischen Problemen. Viele, vor allem chronische Leiden können sich nur dann im Körper ausbreiten, wenn das Immunsystem zuvor durch nicht ausgeheilte Krankheiten oder eine dauerhaft schädliche Lebensweise beeinträchtigt wurde. In der westlichen Welt gilt dies vor allem für die so genannten Zivilisationskrankheiten: Herz-Kreislauf-Erkrankungen, Krebs und vorzeitige Abbauprozesse, die wir gemeinhin als „Alterserscheinungen" interpretieren.

Killer- und Kontrollzellen – Harmonie ist alles

Ein intaktes Immunsystem befindet sich im dynamischen Gleichgewicht. Bei jedem „Feindangriff" wird dieses Gleichgewicht in Richtung humoraler oder zellabhängiger Aktivität verschoben und muss sich danach wieder neu einpendeln. Die zellgesteuerte Abwehr erledigt einen Großteil ihrer Verteidigung mit Hilfe der T-Lymphozyten. Eine Unterart dieser Immunzellen geht in Form von **Killerzellen** gegen Angreifer von außen vor, um nach getaner Arbeit von einer anderen Gruppe, den **Suppressor- oder Kontrollzellen,** eingebremst zu werden.

Wenn nun aber das Verhältnis von Killer- und Kontrollzellen nicht mehr stimmt, gerät das immunologische Gleichgewicht aus den Fugen. Sind zu viele Killerzellen am Werk und gelingt es den Kontrollzellen nicht, deren Angriffslust zu bremsen, beginnen ihre Angriffe sich gegen den Körper selbst zu richten. Im Klartext gesprochen: Unsere Abwehrpolizei erkennt fälschlicherweise körpereigenes Zellgewebe als fremd und versucht es zu zerstören. Solche auch als **Autoimmunerkrankungen** bezeichneten Fehlleistungen sind eine Hauptursache für Beschwerden des rheumatischen Formenkreises, viele Allergien einschließlich Asthma, für Multiple Sklerose (Zerstörung der Gehirn- und Rückenmarksnerven), Lupus erythematodes (LE = Gefäßentzündung), Myasthenia gravis (chronische Muskelschwäche) bis hin zu Blutkrebs. Aber auch innere Organe (Schilddrüse, Nebennieren usw.) können betroffen sein.

Im umgekehrten Fall erfüllen die Kontrollzellen ihre Aufgabe allzu eifrig und hindern die meist ohnehin geschwächten Killerzellen an ihrer Tätigkeit. Die Folge ist ein weitgehendes Versagen der Körperabwehr, das chronischen Erkrankungen Vorschub leistet. Infektionen breiten sich ungehindert aus. Als Extrembeispiel kann der völlige Zusammenbruch aller Immunreaktionen beim AIDS-Syndrom gelten. Seit die medizinische Forschung begonnen hat, diese Zusammenhänge aufzudecken, erweist sich umso deutlicher, wie notwendig sanfte, nebenwirkungsfreie Therapien sind, durch welche das Abwehrsystem nicht zusätzlich geschwächt und behindert wird.

Stress und freie Radikale

In den 50er Jahren präsentierte Dr. Denham Harman, Professor am University of Nebraska College of Medicine, USA, eine revolutionäre These: die Theorie des Alterns durch freie Radikale. Sie besagt, dass Krankheit und Zellverfall dann ihren Lauf nehmen, wenn unsere Körperzellen durch die Angriffe so genannter freier Radikale nachhaltig geschädigt wurden.[11]

Obgleich vorerst wenig beachtet, diente Harmans Theorie als Grundlage für weitere Forschungen über die Entstehung von Zivilisationskrankheiten einschließlich der Krebs- und AIDS-Problematik.

Was aber ist ein freies Radikal?

Jede Körperzelle benötigt für ihren Stoffwechsel neben Energie auch Sauerstoff (lat.: *oxygenium)*. Er wird ihr über die Atmung und den Blutkreislauf zugeführt. Die dabei ablaufende Oxidation (Sauerstoffverbrennung) ist Grundlage allen höheren Lebens. Unser Zellstoffwechsel bringt aber laufend auch schädliche Nebenprodukte hervor – eben jene freien Radikale. Dies geschieht auf die folgende Weise: Moleküle bestehen für gewöhnlich aus einem Atomkern sowie paarigen Elektronen. Freie Radikale dagegen sind instabile, hochreaktive Sauerstoffmoleküle, denen in ihrer chemischen Struktur ein Elektron fehlt. Diese „unfertigen" Moleküle können fatale Kettenreaktionen auslösen. Sie versuchen nämlich, fremde Elektronen aus gesunden Zellverbänden herauszureißen, wobei giftige Verbindungen entstehen. Freie Radikale reagieren besonders lebhaft mit ungesättigten Fettsäureresten. Dabei bilden sich immer neue aggressive Molekültrümmer. Ein Prozess, der nur durch bestimmte „**Radikalfänger**" (siehe unten) abgebrochen werden kann.

Auf diese Weise entstehen tagtäglich Millionen winziger Einzelschäden in unseren Zellen, beschleunigen deren Alterungsprozess und können Auslöser einer Zellentartung (Krebs und andere Tumoren, Erbgutschäden usw.) sein. Sowohl von innen als auch von außen (durch Umweltgifte, Nahrung, UV-Strahlen, bodennahes Ozon usw.) ist unser Körper somit einem Dauerbombardement durch freie Radikale ausgesetzt. Sie schwächen das Immunsystem und sind Mitverursacher der bereits erwähnten Zivilisationsleiden. Insgesamt bezeichnet man diese Kampfsituation, die unser Organismus permanent zu meistern hat, als **oxidativen**

Stress. Schon aus diesem Grund bildet die Theorie der freien Radikale einen Angelpunkt auf der Suche nach den letzten Ursachen für Krankheit, Alter und Tod.

Die Rolle der Antioxidanzien

Um das Wüten der freien Radikale einzudämmen, hat die Natur und damit auch unser Körper wirksame Waffen entwickelt: die Antioxidanzien.

Den größten Teil der Arbeit übernehmen körpereigene Enzyme. Sie sind in der Lage, freie Radikale zu stoppen, indem sie diese mit den fehlenden Elektronen versorgen und sie so in harmlose Zerfallsprodukte umwandeln. Außerdem können wir die ständige „Putzkolonne" unseres Körpers durch eine regelmäßige Zufuhr natürlicher Antioxidanzien aus pflanzlicher Nahrung wirkungsvoll unterstützen.

Zu den Substanzen mit starker antioxidativer Wirkung gehören, wie man heute weiß, das Beta-Carotin (Provitamin A), die Vitamine C und E, die Spurenelemente Zink und Selen sowie das vitaminähnliche Coenzym Q 10. Wahrscheinlich aber wirken noch viele andere Biochemikalien in irgendeiner Weise antioxidativ. Der therapeutische Effekt hochdosierter synthetischer Präparate wird allerdings mit Recht angezweifelt. Am effektivsten sind diese Stoffe nämlich dann, wenn wir sie in ihrer ursprünglichen Form aus naturbelassenen hochwertigen Lebensmitteln, Würzkräutern und Heilpflanzen zu uns nehmen.

Die Vielstoffkombination **Padma 28** enthält eine Fülle antioxidativer, immunstimulierender Substanzen, die sich in ihrem harmonischen Zusammenspiel perfekt ergänzen und verstärken.

Biophotonen – von strahlenden Eiern und glücklichen Hühnern

Antioxidanzien üben ihre Funktion nie isoliert voneinander aus. Überall in der Natur herrscht „Teamwork", und auch die Zellen des Immunsystems können ihre Aufgaben nur erfüllen, wenn es ihnen möglich ist, sich untereinander zu verständigen. Wie aber geschieht das?

Kein Leben ohne Licht

Der biblische Satz „Es werde Licht" symbolisiert nicht von ungefähr den Beginn allen Lebens. Von den Zellkernen lebender Organismen gehen nämlich äußerst schwache Lichtsignale aus. Die kleinsten Energiebausteine des Lichts nennt man Lichtquanten oder Photonen. Als der deutsche Quantenphysiker Fritz A. Popp vor Jahrzehnten begann, jene winzigen Lichtteilchen zu untersuchen, prägte er für sie den Ausdruck **Biophotonen.**

Diese Zellstrahlung, auch ultraschwache Luminiszenz genannt, übt im Organismus steuernde Funktionen aus. Auch unsere Körperabwehr arbeitet mit solchen Lichtsignalen. Immunzellen können offenbar auf diese Weise miteinander kommunizieren, also wichtige Botschaften und Informationen austauschen.

Die Biophotonenforschung hat viele faszinierende Erkenntnisse geliefert. Zuweilen sind ihre Versuche der modernen Lebensmittelindustrie zuträglich und beweisen, dass Tierschutz auch Menschenschutz bedeutet. Die Rede ist von simplen Hühnereiern. Vergleiche zeigen nämlich, dass Eier von „glücklichen" freilaufenden Hühnern viel stärker „strahlen" als solche von Federvieh, das in engen Käfigbat-

terien ein kurzes, armseliges Dasein fristen muss.[12] Wer
hier noch an der besseren Verträglichkeit von Freilandei-
ern zweifelt, dem ist wohl kaum zu helfen. Doch was hat
das alles mit Padma 28 zu tun?

Padma-verstärkte Zellen leuchten heller

Jeder fortgesetzte immunologische Stress geht im Körper
mit entzündlichen Reaktionen einher. Dabei sorgen Fresszellen (Phagozyten und Makrophagen) für die Beseitigung
anfallender Zelltrümmer und halten die Entzündung so
lange wie nötig aufrecht, um den Abfall zum Beispiel durch
Eiter und Wundsekrete aus dem Körper zu schaffen. Auch
bei diesem Abbauprozess entstehen freie Radikale. Sie können aber vorerst keinen Schaden anrichten, da sich der ganze
Vorgang im Inneren der Fresszellen abspielt.

Nach erfolgreicher „Feindverdauung" klingt auch die
Entzündungsreaktion ab – oder sie sollte es zumindest.

Unterstützt man in solchen Stresssituationen das Immunsystem durch die Einnahme von Padma 28, so lässt sich
nicht nur eine deutlich verstärkte Lichtabstrahlung der
Immunzellen beobachten; die Inhaltsstoffe dieser Arzneiformel sind offenbar auch in der Lage, die Entzündungsreaktion nach erfolgter Abwehr wieder zu dämpfen.

Bei chronischen Entzündungen bleiben die Fresszellen
ständig aktiviert. Sie beginnen dann, freie Radikale ins um-
liegende Gewebe abzugeben und gesunde Zellstrukturen zu
schädigen. Hier besteht die Wirkung von Padma 28 in einer
gezielten Regulierung und Dämpfung der Immunantwort.
Der überreizte Organismus wird sanft aber bestimmt zur
Ordnung gerufen. Die Bestandteile von Padma 28 hemmen
unter anderem die Aktivität des Enzyms Elastase, eines ei-

weißspaltenden Stoffes, welcher an der Gewebszerstörung durch chronische Entzündungsherde maßgeblich beteiligt ist. Die Fülle natürlicher Antioxidanzien mit Polyphenolcharakter (Flavonoide und Tannine) lässt chronische Entzündungen leichter ausheilen, da dem Körper zahlreiche Anstöße zur Eigenregulierung geboten werden.[13]

Padma 28 in Therapie und Praxis

Vergleichende Studien kommen zum Ergebnis, dass für mehr als 100 verschiedene Krankheitsbilder ein ursächlicher Zusammenhang mit oxidativem Stress angenommen werden kann. Asthmaleiden, bei denen entzündliche Zellen im Lungenbereich gefunden werden, gehören ebenso dazu wie chronisch-entzündliche Darmerkrankungen (Colitis ulcerosa, Morbus Crohn), die gefährlichen Plaques in arteriosklerotischen Gefäßen oder Diabetes mellitus.

Wie die Biochemikerin Marianne Suter von der Eidgenössischen Technischen Hochschule (ETH) in Zürich ausführt, kann Padma 28 Elektronen abgeben, also auf freie Radikale reduzierend wirken. Zeigen konnte sie das anhand eines analytischen Systems, bei dem ein bestimmtes Protein mit Namen Cytochrom C benutzt wird. Padma 28 war bei diesen Versuchen in der Lage, das schädliche Cytochrom C zu reduzieren und damit einen effektiven Zellschutz zu gewährleisten.[14]

Schon in geringen Dosen ist die Fähigkeit von Padma 28, freie Radikale zu neutralisieren, mindestens so stark wie jene der antioxidativen Vitamine C, E und Beta-Carotin. Diese Kräuterformel vermag also überschießende Immunreaktionen, welche ein Kennzeichen so genannter Autoimmunerkrankungen (siehe oben) sind, äußerst wirkungsvoll zu dämpfen. Nach bisherigem Wissensstand scheint die langfristige Einnahme von Padma 28 daher bei allen Formen von Immunschwäche und Infektanfälligkeit sehr empfehlenswert.[15]

Der Hamburger Arzt, Autor und Tibetkenner Dr. Egbert Asshauer berichtet über die Anwendung von Padma 28 bei einem seiner Patienten nach Ausbruch der AIDS-Infektion. Es gelang dadurch, die Blutwerte dieses Mannes stabil zu halten und seine Lebensqualität beträchtlich zu erhöhen.[16] Interessant in diesem Zusammenhang: In einem tibetischen Medizinbuch des 13. Jhs. wurde bereits ein Krankheitsbild beschrieben, das praktisch die AIDS-Symptomatik wiedergibt. Die therapiebegleitende Gabe von Padma 28 dürfte für HIV-positive Patienten zur Stärkung ihrer Immunfunktionen jedenfalls von Vorteil sein.[17]

Ein wichtiger Hinweis an alle, die Padma 28 für ihre Gesundheit nutzen wollen, sei an dieser Stelle allerdings angebracht: Setzen Sie niemals verordnete Medikamente eigenmächtig ab, sondern tun Sie dies nur im Einvernehmen mit Ihrem Arzt/Heilpraktiker. Dieser wird mit Ihnen zusammen die sinnvollste Vorgangsweise festlegen. Lassen Sie sich aber auch nicht einschüchtern, falls Sie auf Unwissen und Ablehnung stoßen. Padma 28 beeinflusst nach bisherigem Wissen keine andere Therapie negativ, wohl aber kann es Ihr Allgemeinbefinden ganz erheblich verbessern.

Eine Arznei gegen das Alter?

Oxidativer Dauerstress verursacht im Körper eine Überaktivierung und schließlich Schwächung des Thymus, der immer weniger T-Zellen produziert. Die Thymusdrüse gilt als „Lebensuhr" des Organismus. Mit zunehmendem Alter beginnt dieses Organ zu schrumpfen. Ein Erlöschen seiner Funktionen führt den Tod herbei.

Unsere Hoffnung auf Entdeckung eines „Jungbrunnens" ist legendär – und wird es auch bleiben, denn der Alterungsprozess ist genetisch vorprogrammiert (und dieses Programm gewaltsam zu stören, sollte man wohlweislich unterlassen). Im Inneren jeder Körperzelle findet sich der genetische Code festgeschrieben. Er steuert alle Zellfunktionen über Geburt und Wachstum bis zum Eintritt des Todes. Mit fortschreitendem Alter beginnt diese Informationsquelle unzuverlässiger zu werden. Die Situation gleicht einer Baustelle, deren Leiter immer weniger in der Lage ist, dem Heer seiner Arbeiter korrekte Anweisungen zu erteilen. Erste Fehlleistungen treten auf. Bezogen auf das Älterwerden sprechen wir sehr bezeichnend von „Alterserscheinungen": Faltenbildung der Haut, Abnutzung von Knochen und Gelenken, Gefäßverkalkung (Arteriosklerose), Nachlassen der geistigen Fähigkeiten (Senilität) und so fort.

Dass auch hier Zellschäden durch Oxidation, also das Wüten freier Radikale, eine bedeutende Rolle spielt, wissen Altersforscher seit langem. Das wohl schlimmste Beispiel rapider Zellalterung ist die Progerie, ein erschütterndes Krankheitsbild, bei dem schon Kinder das Aussehen von Greisen annehmen, mit allen Zeichen des herannahenden Todes. Bekannte Degenerationsleiden wie Parkinsonismus oder Morbus Alzheimer scheinen ebenfalls eine Folge schädlicher Oxidationsvorgänge in den Zellen zu sein.

Gezielte Nahrungsergänzung als Ausweg

Schon Generationen vor uns wussten, dass eine abwechslungsreiche, natürliche Kost jung und gesund erhält. Welch entscheidender Part unserem Immunsystem dabei zukommt, hat die Wissenschaft aber erst jetzt klar erkannt.

So führte die wohldosierte Versorgung mit Vitaminen, Mineralien und Spurenelementen bei Menschen mit Altersleiden in vielen Testreihen zu einer augenfälligen Verbesserung ihres Zustandes. Geistige Verfallserscheinungen konnten vielfach gestoppt und die Abwehr gegen Infektionen verbessert werden. Die zu Padma 28 vorliegenden wissenschaftlichen Fakten lassen in ihrer Gesamtheit den Schluss zu, dass die darin enthaltenen antioxidativen Natursubstanzen – speziell Polyphenole – geeignet sind, altersbedingte Abbauprozesse günstig zu beeinflussen, sie unter Umständen sogar zu verzögern. Durch seine immunstärkende Wirkung stellt Padma 28 daher als Ergänzung des täglichen Nahrungsangebots eine sinnvolle Maßnahme zur Erhaltung der körperlichen und geistigen Funktionen dar.

Selbstverständlich sollte sich auch Ihre Ernährung an naturbelassenen, hochwertigen Nahrungsmitteln orientieren: Obst, Gemüse, Vollkornprodukte, ab und zu Fisch, Milchprodukte und Eier in Maßen, sehr wenig Fleisch und Süßes. Durch ausreichende Bewegung versorgen Sie Ihren Körper mit Sauerstoff und schaffen den unbedingt notwendigen Ausgleich zur Verhinderung von Stressfolgen.

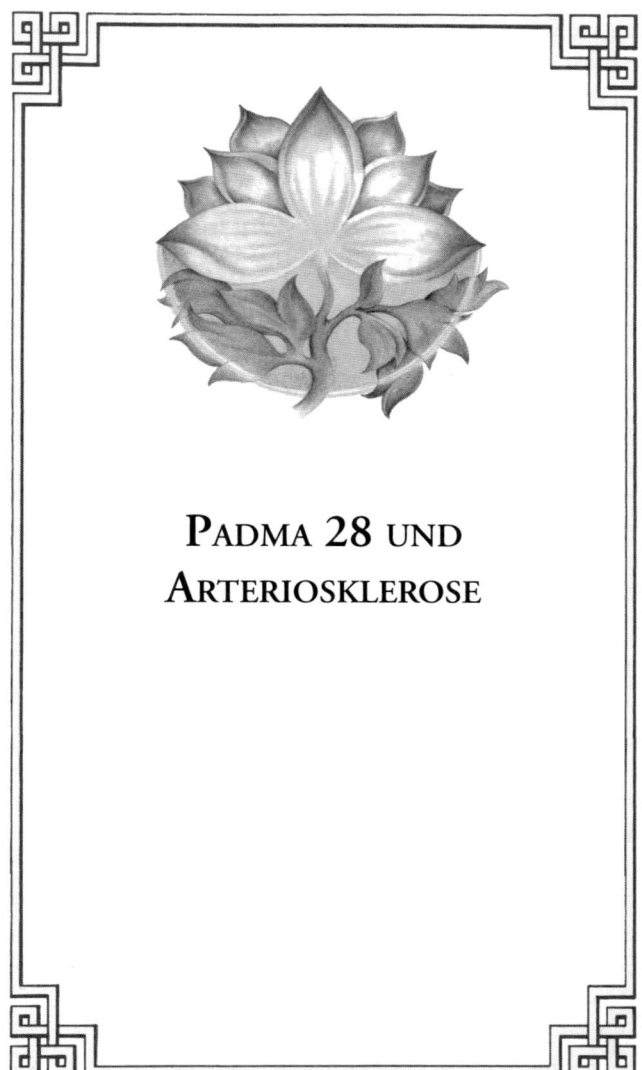

PADMA 28 UND
ARTERIOSKLEROSE

Lassen Sie mich dieses Kapitel mit einer Geschichte einlei-
ten, wie sie sich täglich vieltausendfach wiederholt: Herr X,
ein Mann in den Fünfzigern, starker Raucher und der „gu-
ten Küche" nicht abgeneigt, beginnt plötzlich seine Beine
zu spüren. Die Durchblutung der unteren Extremitäten
lässt zu wünschen übrig. Immer kürzer werden die Gehst-
recken, die der zuvor so agile Mann schmerzfrei bewältigen kann – in seinem handwerklichen Beruf ein großes
Handicap.

Natürlich wäre es jetzt höchste Zeit, seine Ernährungs-
und Lebensgewohnheiten radikal umzustellen, was ihm
auch der Arzt sehr eindringlich rät. Wie schwer das aber in
der Praxis fällt, wissen wir alle selbst zur Genüge. Herr X
hofft, entsprechende Medikamente würden seinem Körper schon wieder auf die Sprünge helfen. Seine Lebensweise meint er nicht ändern zu können. So kommt es, wie es
kommen muss: Das Leiden verschlechtert sich zusehends.
Die Amputation eines Beines ist nicht mehr zu umgehen.
Es folgen mehrere Herzinfarkte und schließlich ein langes
qualvolles Siechtum. Alle ärztliche Kunst vermag gegen die
über Jahrzehnte entstandenen irreparablen Gefäßschäden
nichts mehr auszurichten.

Natürlich hätte diese tragische Geschichte zum Beispiel
auch Frau Y, einer beruflich und privat erfolgreichen End-
vierzigerin, die zeitweise über „zuviel Stress" klagt, passie-
ren können. Sie wäre geradezu typisch für unsere westliche
„Powergesellschaft", in der das weibliche Geschlecht, was
Herz- und Kreislaufleiden angeht, stark im Aufholen ist.
Der gesamte Lebens- und Verhaltensstil spielt hier eine entscheidende Rolle, das wussten sowohl Herr X als auch Frau
Y. Aber hätte man vielleicht trotz vieler „Sünden" noch
einiges gut machen können? Wäre etwa die Tibetische Me-

dizin mit ihren pflanzlichen Arzneien in solchen Fällen ein Strohhalm, der auch dann noch Halt bietet, wenn andere Wege bereits verschlossen sind? Und wie steht es mit der Vorbeugung?

Eine Geißel der Menschheit

Statistiken lassen es klar erkennen: Im Laufe dieses Jahrhunderts haben sich Herz-Kreislauf-Erkrankungen in westlichen Ländern zur Todesursache Nummer eins gemausert. An zweiter Stelle rangieren Krebsleiden, und Platz drei hält ein weiteres zivilisationstypisches Übel: der Schlaganfall (Apoplexie). Rund um den Erdball wurden in den letzten hundert Jahren laut Weltgesundheitsorganisation WHO eine Milliarde Menschen Opfer von Herzinfarkten oder Schlaganfällen. In den Industrienationen muss bereits jeder Zweite damit rechnen, einer Herz-Kreislauf-Attacke zu erliegen. Was man aber kaum vermuten würde: Der Hauptverursacher dieser Misere, die sogenannte Arteriosklerose, im Volksmund „Verkalkung" genannt, ist mit all ihren Folgeerscheinungen keineswegs ein modernes, sondern im Gegenteil ein sehr altes Wohlstandsleiden.

Werfen wir an dieser Stelle einen kurzen Blick in das 2. Jahrtausend v. Chr.: Unter Pharao Ramses II. gelangt die ägyptische Hochkultur noch einmal zu ungeahnter Blüte. Viele Jahrhunderte später wird der französische Arzt und Ägyptologe Sir Marc Armand Ruffer an dieser Königsmumie starke arteriosklerotische Gefäßveränderungen feststellen. – Was nicht eben verwunderlich wäre, denn Gottkönig Ramses starb hochbetagt. Die Gewebsschnitte weiterer Mumien sollten jedoch zeigen, dass im alten Ägypten Ge-

61

fäßschäden und Stoffwechselleiden (zum Beispiel Gicht) um nichts weniger verbreitet waren als heute.

Zufall? Wohl kaum.

Zumindest die Angehörigen der Oberschicht legten sich in Bezug auf leibliche Genüsse keinerlei Beschränkungen auf. Der gutsituierte Durchschnittsägypter jener Zeit war sicher wesentlich beleibter, als geschönte Reliefdarstellungen uns das glauben machen. Eiterherde an Zähnen und Mandeln waren häufig und begünstigten die Entstehung von Gefäßentzündungen. Andererseits dürfte die regelmäßige Verteilung von Knoblauchrationen samt einer einfachen Ernährungsweise den ägyptischen Arbeiterstand weitgehend vor dem Übel Arteriosklerose bewahrt haben.

Knoblauch wirkt bekanntlich adernschützend, und gerade in jüngster Zeit werden Vermutungen laut, sklerotische Gefäße seien zuallererst das Ergebnis langdauernder Fehl- und Mangelernährung. Die genügende Zufuhr bestimmter Vitamine und anderer Biochemikalien ist ein Faktor, dem bisher in Zusammenhang mit Arteriosklerose sicher zu wenig Beachtung geschenkt wurde.

Entstehung und Risikofaktoren arterieller Verschlusskrankheiten

Durchblutungsstörungen sind in der Gesundheitspresse ein häufig behandeltes Thema. Jeder Laie weiß inzwischen, dass ein ungesunder Lebensstil negative Auswirkungen auf die Elastizität und Funktionstüchtigkeit unserer Adern hat. Das Blutgefäßsystem versorgt den Körper mit Sauerstoff und Nährsubstanzen.

Wenn seine Leistungsfähigkeit sinkt, bekommen wir das umgehend zu spüren.

Was ist Arteriosklerose?

Die im Volksmund als „Verkalkung" bezeichnete Arteriosklerose (auch: Atherosklerose) entsteht durch eine Wandschädigung der blutführenden arteriellen Gefäße. Eine fettreiche Ernährung beispielsweise vermindert die Fließfähigkeit des Blutes und führt zu höherer Gerinnungsneigung. An der glatten Innenhaut (Intima) der Arterien lagern sich Fettstoffe ab, die wiederum den Blutstrom behindern. Es entsteht ein chronisch-entzündlicher Prozess, der mit dem völligen Verschluss eines Gefäßes enden kann. Außerdem verlieren die Arterien durch Kalkeinlagerungen ihre natürliche Elastizität und werden zu steifen Rohren.

Erste Symptome treten erfahrungsgemäß auf, wenn mehr als die Hälfte der Gefäßlichtung verschlossen ist – und auch dann nur bei körperlicher Belastung. Je nachdem, wo sich im Körper dieser Vorgang ereignet, reichen die Folgen von „eingeschlafenen" schmerzenden Armen und Beinen bis zum lebensbedrohlichen Herzinfarkt durch den Verschluss feiner Kranzgefäße. An den Arterienwänden angelagerte Blutgerinsel oder Gewebeteilchen (Emboli) können auch fortgeschwemmt werden und die Sauerstoffversorgung an entfernten Stellen des Körpers abrupt unterbinden. Es kommt zu Embolien innerer Organe beziehungsweise Schlaganfällen im Gehirn. Für die Betroffenen ist es wichtig zu verstehen, dass diese dramatischen Funktionsstörungen nur der Endpunkt eines jahrzehntelangen Prozesses sind. Es handelt sich demnach um eine Entwicklung, der man vorbeugen und deren Risikofaktoren man weitgehend ausschalten kann.

Mangel im Überfluss

Über die Ursachen der Entstehung von Arteriosklerose wird immer noch debattiert. Einigkeit herrscht lediglich darüber, dass die „Bündelung" mehrerer als gefährlich erkannter Umstände die Wahrscheinlichkeit, eine Gefäßwandschädigung zu erleiden, drastisch erhöht.

Folgende Risikofaktoren für Arteriosklerose werden genannt: falscher Lebensstil (Rauchen, Alkohol, fettreiche Ernährung, Bewegungsmangel), Umweltbelastungen (vor allem Schwermetalle), psychischer Dauerstress („Managerkrankheit") sowie eine gewisse erbliche Neigung zu Gefäßschäden. Der Auslösefaktor Bluthochdruck wird heute im größeren Zusammenhang gesehen. Er ist Teil des so genannten „Metabolischen Syndroms".

Dieses Erscheinungsbild kennzeichnet den wohlgenährten Durchschnittsbürger unserer Leistungsgesellschaft. Verzicht und Mäßigung fallen ihm schwer. Sein Wissen über gesunde Ernährung ist mangelhaft oder wird ignoriert. Sport und Bewegung kommen zu kurz. Er bezahlt dafür mit Übergewicht, Diabetes, erhöhten Blutfetten (LDL-Cholesterin, Triglyzeride) und Harnsäurewerten. Die Entgleisung der Stoffwechselfunktionen ist lediglich eine Frage der Zeit. Bluthochdruck und Gefäßverschlüsse sind die absehbaren Folgen.

Erst jüngst wurde ein „neuer" Risikofaktor entdeckt: **Homocystein (Hcy).** Homocystein ist ein Stoffwechselzwischenprodukt, das entsteht, wenn unser Körper die lebensnotwendige Aminosäure Methionin verwertet. In überhöhter Konzentration kann es die Arterienwände schädigen. Dieses Hcy nun aber als Generaltäter zu brandmarken, wäre ebenso kurzsichtig wie der Versuch, Arteriosklerose allein durch das Senken von Blutcholesterin zu behandeln. Zu wenig beachtet werden demgegenüber die Möglichkeiten der Nährstofftherapie. Erhöhte Homocysteinwerte können nämlich, das weiß man inzwischen ebenfalls, durch ausreichende Aufnahme der Vitamine B6, B12, und speziell von Folsäure, leicht gesenkt werden. Des Rätsels Lösung haben wir damit aber kaum in der Hand. Derart simpel ist die Natur nicht gestrickt.

Moderne Therapieansätze

So sehr wir uns gewisser Fehler in der Lebensführung bewusst sind, denken wir an eine Besserung doch oft erst dann, wenn alle Alarmglocken schrillen.

Ein Grund mehr für die Medizin, sich auf die Therapie bestehender Gefäßschäden zu konzentrieren. Zum Teil ist sie dabei sehr erfolgreich, wie die rapide Entwicklung der Herzchirurgie beweist. Fremde Herzen werden verpflanzt, verengte Gefäße aufgedehnt und Bypässe gelegt. Die Gentechnologie ermöglicht sogar das Wachsen neuer Blutgefäße. Aber ist das wirklich der sinnvollste Weg, mit dem Wunderwerk Körper umzugehen? Sollten wir unser Augenmerk nicht verstärkt auf sanfte, nebenwirkungsfreie Methoden der Vorbeugung und Therapie richten?

Zellularmedizin – ein neues Gesundheitsverständnis

Gesundheit und Krankheit finden auf der Ebene unserer Körperzellen statt, das ist längst bekannt. Werden diese schlecht ernährt, sprich nicht mit allen wichtigen Biochemikalien versorgt, entstehen Probleme. Warum sollte es bei der Arteriosklerose anders sein?

Vermutungen, wonach die mangelhafte Versorgung mit Vitaminen, Mineralien und anderen Biostoffen eine Hauptursache für das entzündliche Herdgeschehen in Blutgefäßen sein könnte, sind keineswegs aus der Luft gegriffen. Studien belegen, dass gezielte Vitamin-E-Gaben das Herzinfarktrisiko um mehr als 40 % senken. Vitamin C wurde als wirksamer Gefäßschutz identifiziert, da es unter anderem den Abbau von Cholesterin fördert. Ein Vitamin-C-Mangel begünstigt andererseits die Entstehung von Rissen in der Gefäßwand und damit die Bildung sklerotischer Ablagerungen. Wenn nun aber durch den Einsatz synthetischer Vitamine so gute Erfolge erzielt werden, um wie viel besser muss eine Komposition natürlicher, synergistischer, das heißt sich gegenseitig verstärkender Natursubstanzen wirken?

Einen ernstzunehmenden Hinweis, wie kraftvoll die Natur zu heilen vermag, liefert uns die traditionelle Anwendung von Knoblauch als Mittel gegen „Verkalkung" und Altersbeschwerden. Lange belächelt, wissen wir heute, dass seine Inhaltsstoffe tatsächlich vorbeugend wirken und das Fortschreiten der Arteriosklerose sehr wohl bremsen können.

Ist Arteriosklerose heilbar?

1990 machten im „Lancet", einem weltweit anerkannten medizinischen Journal, aktuelle Forschungsergebnisse aus Kalifornien von sich reden. Ärzten war es gelungen, nachzuweisen, dass eine Korrektur des Lebensstils zur Rückbildung sklerotischer Gefäßveränderungen führt. Schon nach einem Jahr hatte sich die festgestellte Koronarsklerose (Verengung der Herzkranzgefäße) bei den Versuchspersonen ganz ohne Medikamente deutlich gebessert. Zuvor wurde eine solche Rückbildungsfähigkeit allgemein bezweifelt.

Diese „The Life Style Heart Trial" genannte Studie hat neben weiteren Publikationen eindringlich gezeigt, wie man durch veränderte Ernährung und Lebensführung (Bewegungstraining, Kneipp-Kuren usw.) der Arteriosklerose ein Schnippchen schlagen kann. Im Bereich der Ernährungstherapie scheint es angebracht, dem Körper neben hochwertigen Nahrungsmitteln gezielte biologische Informationen zuzuführen, die ihm helfen, sein Gleichgewicht wieder zu erlangen. Dieser Aufgabe werden komplexe tibetische Kräutergemische wie Padma 28 in idealer Weise gerecht. Sie geben dem Organismus sanfte, aber stetige Orientierungshilfen zur Aktivierung seiner natürlichen Selbstheilungskräfte.

Padma 28 als effektives Therapeutikum

Als Karl Lutz, den wir als „Entdecker" von Padma 28 kennengelernt haben, mit Hilfe einer Schweizer Kräuterfirma die ersten tibetischen Rezepturen herstellen ließ, konnte er nicht ahnen, dass gerade die Nummer 28 seiner „Padma" genannten Reihe sich einen so erstaunlichen Ruf erwerben sollte. Er gab einigen Ärzten, welche er als Pharmakaufmann regelmäßig aufsuchte, die tibetischen Arzneien samt Indikationsliste.

1966 verschrieb der Mediziner Dr. Charles im schweizerischen Winterthur das Rezept Nr. 28 einem seiner Patienten. Er war Gemeindepräsident des Nachbarortes und litt an einer fortgeschrittenen arteriellen Verschlusskrankheit der Beine. Medikamente hatten keine befriedigende Wirkung gezeigt, doch nach mehrwöchiger Einnahme von Padma 28 konnte dieser Mann schließlich wieder mehrere

Kilometer ohne Schmerzen gehen, was zuvor undenkbar gewesen war. Der Fall erregte ziemliches Aufsehen.

Durch diesen Erfolg ermutigt, gab Dr. Charles Padma 28 anderen Patienten mit Arteriosklerose, denen es ebenfalls bald besser ging. Nachuntersuchungen an der Züricher Universitätsklinik bestätigten das kleine Wunder. Die Fachwelt begann aufzuhorchen.[18]

Hilfe für das „Raucherbein"

Rauchen ist ein unbestrittener Risikofaktor für Arteriosklerose.

Nikotin erhöht den Fibrinogenspiegel im Blut, fördert also seine Gerinnung. Die Gefahr von Gefäßverschlüssen durch Blutgerinnsel wird deutlich erhöht, eine bereits vorhandene Arteriosklerose begünstigt. In dieser Situation treten häufig Schmerzen aufgrund von Durchblutungsstörungen der unteren Gliedmaßen auf: das sogenannte Raucherbein. Der Patient ist kaum noch in der Lage, längere Strecken schmerzfrei zu gehen und muss öfter innehalten.

Die Fachsprache bezeichnet dieses Erscheinungsbild als intermittierendes Hinken (lat.: *claudicatio intermittens*). Ein anderer Name lautet **„Schaufensterkrankheit"**, weil viele Betroffene, wenn sie stehen bleiben, scheinbar interessiert eine Auslage betrachten, um nicht aufzufallen.

1977 wurde am Kantonspital Luzern eine erste Doppelblindstudie mit Padma 28 an Patienten mit einer arteriellen Verschlusskrankheit der Beine durchgeführt. (Doppelblindstudie bedeutet, dass während des Versuches weder Arzt noch Patienten wissen, welche Teilnehmer das zu testende Medikament oder aber ein Placebo, also ein Mittel ohne wirksame Inhaltsstoffe, bekommen.) Die schmerzfreie Gehstrecke der mit Padma 28 behandelten Versuchspersonen wuchs um 54 %. Mit den gefäßerweiternden Mitteln der Schulmedizin, sogenannten Vasodilatatoren, ist dagegen nur eine Steigerung von höchstens 10% zu erreichen. Padma 28 zeigte außerdem keine der starken Nebenwirkungen, die diese Medikamente für gewöhnlich haben.[19]

1985 wies ein großangelegter Doppelblindversuch an 43 Patienten nach, dass unter Padma 28 die maximale schmerzfreie Gehstrecke gegenüber unbehandelten Personen ganz beträchtlich zunimmt. Die Teilnehmer, deren Zustand sich signifikant verbessert hatte, waren 16 Wochen lang täglich mit 3 mal 2 Kapseln Padma 28 behandelt worden.[20]

Seither hat das Interesse an Padma 28 nicht nachgelassen – im Gegenteil: Ärzte und Patienten in vielen Ländern berichten über ihre positiven Erfahrungen, deren Stichhaltigkeit nicht geleugnet werden kann. Padma 28 gehört mittlerweile zu den am besten untersuchten Naturheilmitteln überhaupt. Es ist ausgezeichnet verträglich und praktisch nebenwirkungsfrei.

Wie Padma 28 wirkt

Ein Forscherteam rund um Dr. Kaj Winter von der Universität Kopenhagen versuchte in der wohl fundiertesten Studie mit Raucherbein-Patienten die Frage zu klären, auf welche Weise Padma 28 arterielle Gefäßverschlüsse beeinflusst. Labortests zeigten, dass Padma 28 die Zeit bis zur Auflösung von Blutgerinnseln in den Beinen verkürzt, weil es körpereigene Substanzen hemmt, die diese Auflösung behindern. Vorbeugend trägt Padma 28 zu einer Senkung der Blutfette (Triglyzeride, LDL-Cholesterin) bei und erschwert die Ablagerung von Fettstoffen in der Gefäßwand.

Seine Wirkung wird zusätzlich noch dadurch verbessert, dass es, wie im vorigen Kapitel beschrieben, auch entzündliche Reaktionen dämpft.[21]

Man sollte sich nun keinesfalls der Illusion hingeben, Padma 28 sei ein „Heilmittel" bei bestehender Arteriosklerose, denn es beeinflusst diese nur indirekt, kann sie also nicht beseitigen. Bekannt ist aber, dass sich der Körper bemüht, bei Gefäßverschlüssen ein Ersatzsystem, das so genannte kollaterale arterielle Umgehungssystem, zu aktivieren. Während dieser Umstellungsphase können bereits lebensbedrohliche Störungen auftreten. Padma 28 hilft offenbar dabei, diesen Prozess der Umstellung zu beschleunigen.

Nach tibetischer Auffassung hat die Energie „Wind", welche durch Padma 28 stimuliert wird, unter anderem einen Bezug zum Blutgefäßsystem des Herzens. Nicht von ungefähr berichten daher auch Patienten mit koronaren Durchblutungsstörungen von einer Besserung ihrer Beschwerden (Herzschmerzen, Atemnot). Einige behaupten sogar, Padma 28 habe ihnen das Leben gerettet. Dem soll nicht widersprochen werden, da zumindest eine Doppelblindstudie über die Anwendung von Padma 28 bei Angina pectoris existiert.[22]

Obgleich Padma 28 in den beschriebenen Studien seine Wirkung bei Arteriosklerose bereits eindrucksvoll unter Beweis gestellt hat, wünschen Schulmediziner sich weiterführende Untersuchungen. Diese sollen einen Zeitraum von zehn Jahren und mehr abdecken, um herauszufinden, wie sicher die Einnahme dieser Kräuterarznei arteriosklerotische Folgeschäden, zum Beispiel Amputationen oder Herzinfarkte, tatsächlich verzögern oder verhindern kann. Vorbeugen ist besser als heilen!

Wenn auch der Wert von Padma 28 als effektives Therapeutikum mittlerweile außer Frage steht, so liegt doch seine größte Stärke auf dem Gebiet der Prävention. Falls Sie zu einer der Risikogruppen für Arteriosklerose gehören, sollten Sie als erstes versuchen, Ihre Lebens- und Essgewohnheiten zu korrigieren, eventuelles Übergewicht abzubauen und das Rauchen aufzugeben. Wenn Sie dann noch Ihre Ernährung durch die Einnahme von Padma 28 als „Bioregulator" ergänzen, dürfte der Erfolg nicht ausbleiben. Natürlich wird der Unterschied nicht sofort spürbar sein, vor allem so lange keine nennenswerten Beschwerden vorliegen. Der Nutzen, den diese „Umstimmung" Ihres Körpers hat, zeigt sich aber spätestens dann, wenn Sie Ihren Alltag aktiver und gesünder bewältigen als zuvor, wenn Ihre Stoffwechselwerte (wieder) im Normalbereich liegen und die Arteriosklerose für Sie kein Schreckgespenst mehr sein muss.

Falls Sie bereits an ernsten Störungen der arteriellen Durchblutung leiden, nehmen Sie Padma 28 nur zusätzlich zur verordneten Therapie ein und teilen Sie dies Ihrem Arzt mit. Sobald eine sichtbare Besserung eintritt, kann dieser die Medikation entsprechend anpassen. Handeln Sie hier bitte in Ihrem eigenen Interesse nicht eigenmächtig.

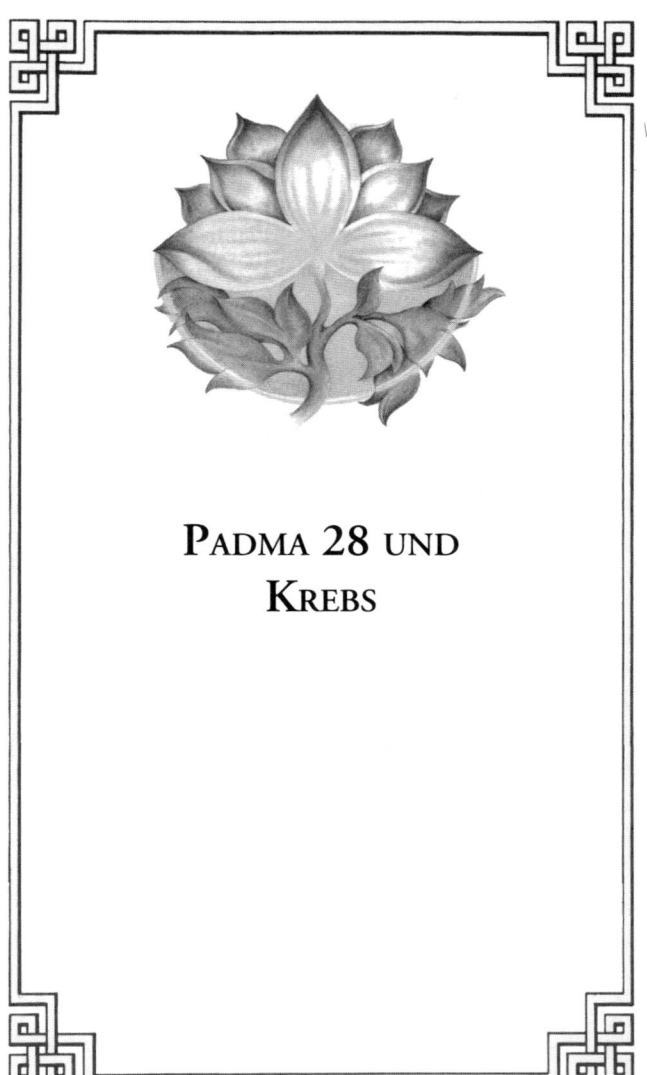

PADMA 28 UND
KREBS

Über Krebs zu schreiben, ist immer eine delikate Angelegenheit, wie jeder Autor weiß. Dieses Kapitel soll einen Einblick in die aktuelle Forschung und Therapie bieten sowie diverse Hintergründe erläutern. Es liegt jedoch nicht in meiner Absicht, zu polarisieren oder falsche Hoffnungen zu wecken. Um es somit gleich vorwegzunehmen: Padma 28 ist selbstverständlich kein „Heilmittel" gegen Krebs, aber es vermag, wie Sie sehen werden, einiges zu bewirken.

Krebs – Aufruhr im Zellstaat

Krebs ist die Bezeichnung für eine bösartige Neubildung von Zellen. Das lateinische Wort „cancer" stammt daher, dass die Ärzte der Antike glaubten, jede Krebsgeschwulst bilde Adernetze in Form von Krebsfüßen aus. Lange bevor im 19. Jh. zwei deutsche Wissenschaftler fast gleichzeitig die Zelle entdeckten, waren krebsige Wucherungen nichts Unbekanntes. Von Krebs wurde die Menschheit immer schon heimgesucht und er kommt in jedem Winkel der Erde vor. Trotz aller Faktoren, von denen wir heute wissen, dass sie das Risiko der Krebsentstehung erhöhen, hat diese Krankheit höchst vielfältige, zum Teil noch immer unbekannte Ursachen. Eines aber weiß man inzwischen mit Sicherheit: Krebs hat etwas mit Zellalterung zu tun.

Früher, als die durchschnittliche Lebenserwartung sehr niedrig war, haben die meisten Menschen in unseren Breiten ihren Krebs schlicht nicht mehr erlebt. Krebs ist zum Großteil eine Folge des (biologischen) Alterns unserer Zellen. Insofern kann auch der Zellzustand sehr junger Menschen durch eine Häufung von Risikofaktoren bereits in die Kategorie „alt" fallen. Welche schicksalhafte Rolle dabei die freien Radikale spielen, wurde schon erläutert. Damit sind wir einmal mehr beim Immunsystem angelangt, denn letztlich wird jeder Kampf um Leben und Tod von unserer Körperabwehr entschieden.

Krebszellen sind schlau

Der erste Mediziner, welcher nachdrücklich auf einen Zusammenhang zwischen Krebsheilung und Immunsystem hinwies, war der amerikanische Chirurg Dr. William B. Coley. Zu seinem Erstaunen konnte er bei einem Tumorpatienten, nachdem dieser eine schwere bakterielle Infektion überstanden hatte, auch keine Krebsgeschwulst mehr feststellen. Offenbar wurde durch die Erkrankung des Mannes dessen Abwehrsystem aktiviert und in die Lage versetzt, auch den Krebs zu erkennen und besiegen. Coley versuchte in der Folge, einen Impfstoff für Krebspatienten herzustellen, doch die Sache schlug fehl.[23]

Was aber macht es unserem Immunsystem so schwer, entartete Zellen zu erkennen? Wie entsteht und entwickelt sich Krebs überhaupt? Betrachten wir dazu kurz das normale Zellwachstum: Milliarden Körperzellen sterben täglich ab und müssen durch Teilung ersetzt werden. Es entstehen jeweils zwei neue identische Zellen. Bestimmte Eiweißstoffe (Proteine) sorgen als eine Art Sicherheitsschalter für korrekten Informationsfluss. Geht etwas schief, erhält die betreffende Zelle den Befehl zur Selbstzerstörung. Manchmal jedoch (und in fortgeschrittenem Alter immer öfter) gelingt es einigen Zellen, durch dieses Sicherheitsnetz zu schlüpfen. Sie beginnen sich unkontrolliert zu teilen und gelten dann in der Fachsprache als kanzerös (krebsverdächtig).

Tarnen und Täuschen

Wie jeder Eindringling von außen tragen auch Krebszellen an ihrer Hülle ein Antigen, das sie für die Killerzellen unseres Immunsystems als Fremdkörper kenntlich macht. Eine intakte Abwehr bleibt hier fast immer Sieger und macht den „Verbrecher im Zellstaat" unschädlich. Das Fatale an Tumorzellen ist jedoch: Manche von ihnen verstehen es, diese verräterischen „Marker" abzustreifen und kommen so ungeschoren davon. B- und T-Lymphozyten können sie nicht mehr als feindlich erkennen. Außerdem ist die Krebszelle fähig, ihre Außenwand mit einer dicken Fibrinschicht zu überziehen, welche das markierende Antigen abdeckt. Jede Zelle weist diese Fibrinhülle auf, doch bei Krebsgeweben ist sie bis zu 15-mal stärker ausgebildet. Außerdem dient Fibrin als eine Art Klebstoff zur Zusammenballung von Zellen, was dem Tumor erlaubt, immer weiter zu wachsen. Krebszellen sind an Schlauheit und Tücke kaum zu überbieten.

Ab einer bestimmten Größe findet die Krebsgeschwulst auch eine Möglichkeit, den umliegenden Blutgefäßen zu signalisieren, sie zu ernähren. Dieser Vorgang heißt **Angiogenese**, und es entstehen auf diese Weise neue Blutkapillaren, die dem Tumor Nährstoffe zuführen und den Weg für eine Ausstreuung neuer Krebszellen (Metastasierung) in den ganzen Körper ebnen. Kaum ein Patient stirbt ja an seinem Ersttumor, sondern vielmehr an den Tochtergeschwülsten (Metastasen), welche lebenswichtige Organe befallen und zerstören. Wie tibetische Vielstoffgemische hier helfend eingreifen können, werden Sie weiter unten noch hören.

Krebs als Systemerkrankung

Die Krebsforschung (Onkologie) arbeitet weltweit mit aller Kraft an der Entwicklung neuer Heilmittel und besserer Diagnosemöglichkeiten. Oft hört man, es wären dazu mehr Fakten nötig. Wahr ist jedoch: Wir haben Fakten im Überfluss, können sie aber offenbar nicht effektiv genug umsetzen. Krebs, soviel scheint klar, ist kein örtliches Geschehen, sondern hat den Charakter einer chronischen Allgemeinerkrankung.

Eine Operation beseitigt zwar den Primärtumor, doch man weiß nicht, wann und wo das System neuerlich entarten und weitere Krebszellen produzieren wird. Die Medizin versucht, ihrer Ausbreitung durch Hormone, Strahlen- und Chemotherapie beizukommen. Dabei handelt es sich um Methoden, die – obwohl inzwischen sehr verbessert – zumeist mit starken Nebenwirkungen verbunden sind und oft nur ungenügend helfen. Bekannt ist auch: Jede Krebserkrankung verläuft in Schüben. Metastasen tauchen nicht selten kurz nach chirurgischen Eingriffen auf. Ein Grund dafür ist sicher die nachhaltige Belastung und Schwächung des Immunsystems, weshalb jeder Krebspatient bestrebt sein sollte, dieses neu aufzubauen und zu stärken. Dazu gehört einerseits die Vermeidung bekannter Risikofaktoren (Rauchen, Alkohol, Umweltgifte, extreme Sonnenbestrahlung usw.), zum anderen die Beachtung einer naturgemäßen Lebens- und Ernährungsweise, wie dies schon im Kapitel über Arteriosklerose besprochen wurde. Das Immunsystem kann durch regulierende Impulse, zum Beispiel durch eine tibetische Vielstoffarznei wie **Padma 28,** in seiner Funktion wirksam unterstützt und gefördert werden.

Vorsorge und Behandlung

Unsere modernen Vorsorgeprogramme (die Sie auf jeden Fall nutzen sollten) vermögen kaum darüber hinweg zu täuschen: Die so genannte Krebs-Früherkennung ist eigentlich eine Spätererkennung. Ein sichtbarer Krebstumor von Erbsengröße verfügt bereits über rund 200 (!) Millionen Zellen und hat sich im Durchschnitt über einen Zeitraum von acht bis zehn Jahren völlig symptomlos entwickelt. Das veranschaulicht einmal mehr, wie wichtig es ist, in gesunden Tagen vorzubeugen.

Die Leber als Gesundheitswächter

Auch wenn Studenten an Universitäten nur wenig darüber hören und die meisten Ärzte es deshalb vernachlässigen: Die Leber ist für unsere Gesundheit das wichtigste Organ überhaupt. Dies ist einfach zu begreifen, wenn man sich einmal ihr Aufgabengebiet vor Augen führt.

Als zentrales Entgiftungsorgan hat diese rund 1,5 Kilogramm schwere Drüse eine Schlüsselstellung im Organismus inne. Die Leber ist eine perfekte chemische Fabrik. Sie reinigt unser Blut von Schadstoffen, produziert Gallensaft für die Verdauung, regelt den Zucker- und Fettstoffwechsel sowie unseren Wärmehaushalt. Ferner sorgt sie für die Bildung roter Blutkörperchen, welche unsere Zellen mit Sauerstoff versorgen. (Sauerstoffnot der Zelle gilt als Krebsauslöser.) Bei alldem ist dieses Organ ein unglaublich geduldiger Zeitgenosse. Nicht einmal auf Krankheit reagiert die Leber mit Schmerzen und kann sich selbst bei schwerer Schädigung noch vollständig erholen. Das verleitet uns dazu, ihre Bedeutung zu unterschätzen.

Praktisch jeder Krebspatient weist eine gestörte Leber-funktion auf, oft sind auch die Bauchspeicheldrüse und der Darm in beklagenswertem Zustand. Wer regelmäßig Alkohol trinkt, süß, fett und reichlich isst, sich wenig be-wegt und dazu noch Medikamente schluckt, bereitet sei-ner Leber die größtmöglichen Sorgen. Wie ein hoffnungs-los überlasteter Arbeiter versucht sie tapfer durchzuhalten. Ihre Hilferufe, wie Mattigkeit und allgemeines Unwohl-sein, bleiben ungehört. Seelische Krisen (Depressionen, Burn-out) können sich einstellen und unser ganzer Körper gerät in Not. Auf diesem Nährboden gedeihen Systemer-krankungen wie Krebs besonders gerne.

Eine naturwidrige Lebensweise belastet immer primär die Leber und sie kann ihre Aufgabe als Wächter des biolo-gischen Gleichgewichts nicht mehr ausreichend erfüllen. Wir sind deshalb gut beraten, unser „stummes" Organ nicht einfach zu überhören, denn Leberpflege ist Gesundheits-pflege schlechthin.

Auch **Padma 28** agiert in gewisser Weise leberschützend, was Krebspatienten indirekt zugute kommt (siehe dazu das Kapitel „Weitere Anwendungsmöglichkeiten von Padma 28").

Der Krebs der Seele

Jemand sagte einmal: „Krebs ist das Lachen, das nie ge-lacht, und das Weinen, das nie geweint wurde."

Kann eine bedrängte Seele Krebs auslösen?

Obgleich westliche Onkologen die Vorstellung einer „Krebspersönlichkeit" recht empört von sich weisen, kön-nen Praktiker unschwer beobachten, dass etwa depressive Frauen weitaus häufiger als andere an Brustkrebs erkranken. Viele Krebspatienten ohne nennenswerte Risikofaktoren zeigen einen Hang zur Verdrängung tiefer Gefühle und seelischer Verletzungen. Dennoch wird die äußere Heile-Welt-Fassade um jeden Preis aufrechterhalten. Dazu kommen oft mangelndes Selbstvertrauen oder das Fehlen tragfähiger sozialer Beziehungen. Es scheint, als setze der Körper hier mit „seinem" Krebs ein Zeichen, einen Hilferuf. Tumoren bilden sich manchmal spontan zurück, sobald ein Patient mehr Liebe und echte Zuwendung erfährt. Wie dem auch sei: Vernünftige „Seelenhygiene" ist eine Voraussetzung zur Vermeidung vieler Krankheiten, zu denen sicher auch Krebs gehört.

Es mag verwunderlich klingen, doch ein „starkes" Immunsystem erstattet unserer Seele regelmäßig Meldung über sein Wohlbefinden und umgekehrt ist es genauso. Wir sind ein Ganzes, alles ist mit allem verbunden. Nicht anders sieht es die Tibetische Medizin. Ihre durchdachten pflanzlichen Arzneikompositionen beeinflussen Körper und Seele gleichermaßen wohltuend.

Kampf an mehreren Fronten

Soviel wir auch über Krebsvorbeugung und -entstehung herausgefunden haben: Zwischen Wissen und Tun existiert in der Praxis meist eine große Kluft. In die „Beseitigung" von Krebs wird naturgemäß bedeutend mehr investiert als in effektive Präventionsmodelle.

Derzeit werden im therapeutischen Bereich viele verschiedene Wege erprobt. So versucht man, auf Krebstumoren mit gentechnischen Methoden einzuwirken, etwa jene Gene zu finden und zu blockieren, die das Wachstum steuern. Oder es werden lichtaktive Substanzen in den Tumor eingeschleust, um diesen in Verbindung mit Laserstrahlen „erhitzen" und verschmoren zu können. Am meisten verspricht man sich von der Möglichkeit, die Blutversorgung von krebsigem Gewebe zu unterbinden, indem man ihm die Unterstützung der Nachbarzellen entzieht. Dies soll durch Medikamente geschehen, die bestimmte Zellsignale ausschalten und den Krebs quasi „verhungern" lassen. Bei aller Begeisterung darf jedoch nicht übersehen werden, dass die genannten Methoden immer nur isoliert auf den Krebs einwirken können. Der Gesamtzustand des Organismus wird dabei meist nicht berücksichtigt. Ob das klug ist, sei dahingestellt.

Wer sich beispielsweise mit den Möglichkeiten der Pflanzenheilkunde – speziell einigen exotischen Gewächsen – auseinander setzt, der muss zur Kenntnis nehmen, dass hier ein Potenzial von ungeahnter Größe schlummert.

Naturheilmittel als Chance

Gerade in den Industrieländern wird immer offensichtlicher, dass nicht nur der Alterungsprozess, sondern auch unsere Ernährung an der Krebsentstehung wesentlich beteiligt ist. Japanische Einwanderer in den USA lieferten dafür ein markantes Beispiel. Ihre Brust- und Darmkrebsrate stieg sprunghaft an, sobald sie den üblichen Fastfood-Lebensstil übernommen hatten. Andererseits weist die religiöse Gruppierung der Mormonen, die um Salt Lake City beheimatet sind, eine im amerikanischen Vergleich verschwindend geringe Krebsrate auf. Ihr Geheimnis: Sie lehnen viele zivilisatorische Segnungen ab und ernähren sich so natürlich wie möglich – ohne Genussmittel, mit nur wenig Fleisch und Fett. Sie fasten regelmäßig und trainieren ihren Körper.[24]

Heilfaktor Nahrung

Welche Fülle natürlicher, gesundheitswirksamer Substanzen unsere pflanzliche Nahrung bereithält, konnten Sie bereits der Tabelle im Unterkapitel „Die Kraft der Pflanzeninhaltsstoffe" (siehe Seite 41/42) entnehmen. Viele sekundäre Phytochemikalien wirken krebsvorbeugend und immunstimulierend. Erinnern wir uns auch an die **Biophotonen**, welche mit Lichtgeschwindigkeit Informationen von Zelle zu Zelle befördern. Biophysiker haben entdeckt, dass der Lichtgehalt und das Farbspektrum unserer Nahrung für die Gesundheit ebenso wichtig sind wie Vitamine und andere Biostoffe. Diese ordnende Lichtstrahlung ist in frischer pflanzlicher Nahrung am größten, bei industriell verarbeiteten Nahrungsmitteln dagegen sehr gering. Wer mehr „Licht" isst, trägt dazu bei, die Zellordnung zu fördern und dem Krebs laufend Paroli zu bieten. Worauf Krebspatienten verzichten sollten, sind Fertigprodukte, weißer Zucker und Auszugsmehle. Derartige Nahrung kann den „**Lichthunger**" der Zellen nicht stillen und behindert zudem die gesunde Darmtätigkeit. Für die beliebte, weil bequeme Mikrowellenkost gilt wohl Ähnliches.

Damit erübrigt sich auch die Frage nach einer „Krebsdiät". Es gibt keine solche, entscheidend ist der Konsum von genügend hochwertiger Pflanzenkost.

Padma 28 hilft Metastasen verhindern

Erste Studien zur Wirkungsweise von Padma 28 bei Krebserkrankungen fanden am Hadassah-Universitätsspital in der Nähe von Jerusalem statt. Getestet wurde der Einfluss dieser tibetischen Kräuterformel bei Brustkrebs mit Gefahr einer Metastasenbildung. Der Onkologe Prof. Dr. Israel Vlodavsky konnte herausfinden, auf welche Weise Padma 28 dazu beiträgt, die Bildung von Tochtergeschwülsten durch ausgestreute Krebszellen zu unterbinden.

Wie bereits erwähnt, stellt ein isolierter Krebstumor noch keine tödliche Bedrohung dar, weil er operativ entfernt oder sogar mit natürlichen Mitteln in Schach gehalten werden kann. Das Gefährliche sind mit dem Blutstrom abgeschwemmte Tochterzellen. Werden diese nämlich nicht vom Immunsystem erkannt und zerstört, heften sie sich an die Innenwand der Blutgefäße und versuchen, sie zu durchbohren, um in andere Organe zu gelangen. Dafür erzeugen die Tumorzellen eigene Enzyme. Padma 28 hemmt offenbar die Bildung dieses speziellen Enzyms und hindert so die Tumorzellen daran, größere Teile aus den Wänden der Gefäße herauszubrechen und zu zerlegen. Die Krebszellen sind dann gezwungen, im Blutstrom zu verbleiben, wo sie von der Körperabwehr aufgespürt und vernichtet werden. Da Padma 28 gleichzeitig das Immunsystem umfassend stärkt, bieten sich hier effektive Chancen, der Ausbreitung von Krebs sinnvoll entgegenzuwirken.[25]

Makrophagen – die Abfallpolizei

Als Krebsbekämpfer an vorderster Front agieren B- und T-Lymphozyten. Sie greifen den Krebstumor direkt an. Die Aufgabe der Fresszellen (Makrophagen und Granulozyten) besteht dagegen in der „Abfallbeseitigung". Sie fressen quasi alles auf, was ihnen verdächtig und körperfremd erscheint. Experimente brachten zu Tage, dass Makrophagen vornehmlich für die Vernichtung kanzeröser Tochterzellen zuständig sind. Werden viele Fresszellen im Blut gefunden, treten auch seltener Metastasen auf. Durch die enthaltenen Antioxidanzien wirkt Padma 28 nicht nur selbst als Radikalfänger, sondern fördert gleichzeitig den Abbau oxidativ geschädigter Moleküle. Padma 28 verstärkt nachweislich die Biostrahlung der Fresszellen und stößt zahlreiche chemische Prozesse an, die deren Arbeit erleichtern.

Die Vorteile einer Einnahme von Padma 28 für schulmedizinisch therapierte Krebspatienten sowie Menschen mit hohem Erkrankungsrisiko liegen nach obigen Ausführungen auf der Hand. Demnächst werden in den USA (Universität Kalifornien) weitere Studien mit Brustkrebspatientinnen stattfinden. Außerdem soll untersucht werden, inwieweit Padma 28 das Wachstum von Primärtumoren beeinflussen könnte. Da die Entwicklung einer Krebsgeschwulst ganz ähnlich wie der Aufbau glatter Muskelzellen bei der Arteriosklerose vor sich geht, wäre es nämlich durchaus denkbar, dass Padma 28 auch hemmend auf die Wucherung primärer Krebszellen einwirkt. Es sind hier für die Zukunft noch interessante Forschungsergebnisse zu erwarten.

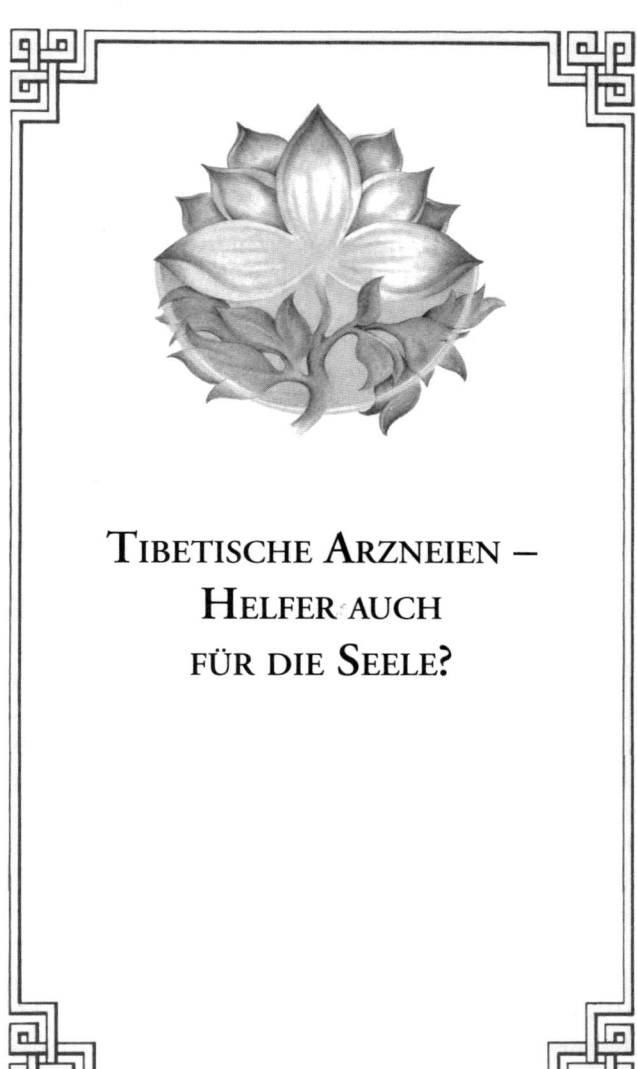

Tibetische Arzneien – Helfer auch für die Seele?

Es gibt eine Situation, die bestimmt auch Sie gut kennen: Wenn wir einen schweren Verlust ertragen müssen, wenn Kummer, Sorgen oder Ärger uns niederdrücken, dann leidet auch die körperliche Gesundheit.

Plötzlich sind wir nicht mehr so widerstandsfähig gegen Erkältungen, wir werden von Rückenschmerzen gepeinigt, haben Kopfweh oder fühlen uns ständig müde.

Das wirft die Frage auf: Wird unser Immunsystem durch Traurigkeit und andere psychische Belastungen (Distress) geschwächt, eventuell sogar „fehlprogrammiert"? Und können sich demgegenüber Zufriedenheit, Ausgeglichenheit und freudige Gefühle (Eustress) positiv auf unsere Abwehrkräfte auswirken?

Neue Forschungen

Vor gut 20 Jahren erwachte, ausgehend von den USA, das wissenschaftliche Interesse an den komplexen Zusammenhängen zwischen Psyche, Hormonhaushalt, Immun- und Nervensystem. Ein neues Forschungsgebiet – **die Psycho-Neuro-Immunologie (PNI)** – war aus der Taufe gehoben. Es zeigte Perspektiven auf, welche die Ausrichtung der modernen Medizin in Zukunft entscheidend verändern könnten. Vor allem die AIDS-Problematik machte klar, welch überragende Bedeutung der Pflege unseres Immunsystems zukommt.

An der Universität von Miami, USA, verglich Dr. Michael Antoni die Stoffwechselreaktionen gesunder und HIV-positiver Versuchspersonen mit dem Ergebnis: Das Abwehrsystem AIDS-Infizierter reagiert anders auf Stress als jenes gesunder Menschen. Doch die Forscher hatten nicht nur Antikörper und Immunreaktionen im Auge, sondern man wollte auch die Rolle der Seele genauer beleuchten. Sie musste zweifellos mehr als nur Zuschauer im aufregenden Spiel des Lebens sein.

Dr. Antoni konnte in seinen Versuchen feststellen, dass Männer, welche nach der AIDS-Diagnose in Depressionen verfielen, wesentlich schneller T-Helferzellen verloren als Betroffene, die zuversichtlich und aktiv auf ihr Schicksal reagierten. Eine hohe Anzahl von T-Helferzellen kann, so weiß man, das Ausbrechen der AIDS-Infektion verhindern.[26]

Die verblüffendste Erkenntnis aller immunologischen Studien war jedoch, dass unser Abwehrsystem nicht, wie lange angenommen, „autonom", also unabhängig arbeitet. Vielmehr sind seine Aktivitäten eng mit allen übrigen biochemischen Vorgängen im Körper verknüpft. Dr. Robert Ader von der Universität Rochester in New York erbrachte in Laborversuchen den Beweis, dass unser Immunsystem durch Gehirnaktivitäten beeinflusst wird. Allerdings ist diese Erkenntnis gut 2000 Jahre alt. Schon der griechische Arzt Heraklit hatte behauptet, dass Gefühle unsere Gesundheit steuern.[27]

Botenstoffe und Peptide

Die Entdeckung der **Neurotransmitter**, das sind jene Substanzen, welche als Informationsträger zwischen Gehirn- und Nervenzellen fungieren, hat den Gedanken an die heilende oder zerstörerische Kraft von Emotionen hoffähig gemacht. Man weiß jetzt sicher, dass das „biochemische Alphabet" der Neurotransmitter von allen (!) Körperzellen verstanden wird. Sowohl Thymusdrüse als auch Knochenmark und Lymphgewebe sind mit feinen Nervenfasern durchsetzt, deren „Antennen" auf jede Gehirnaktivität antworten.

Ein Verfechter dieser Theorie, Dr. David Felten aus Rochester, lieferte erste Mikroskopaufnahmen dieses biologischen Wunders[28] und zog damit prompt das Gespött der Fachwelt auf sich. Wie konnte es möglich sein, dass Nerven sich mit mobilen Zellen „unterhielten"? Doch genau das ist der Fall.

Unsere Immunzellen weisen also, genau wie jede einzelne Nervenzelle, entsprechende „Empfänger" (Rezeptoren) für chemische Botenstoffe auf. Dadurch können sie mit jedem Körperteil, insbesondere aber mit unserem Gehirn kommunizieren. Alle Botenstoffe, gleich welcher Herkunft, haben dieselbe chemische Struktur. Es handelt sich um **Peptide** (von griech. „eupeptos" = verdaulich). Peptide bestehen aus kurzkettigen Aminosäuren und werden nicht nur im Gehirn und anderen Organen, sondern auch vom Nerven-, Hormon- oder Immunsystem hergestellt und als Informationsquelle benutzt. Man kann in diesen Neuropeptiden die biochemische Entsprechung unserer Gefühle sehen. Sie scheinen die Brücke – sozusagen das „missing link" – zwischen Körper und Seele zu sein.

Wenn nun tibetische Ärzte behaupten, ihre Behandlungsverfahren und Arzneien kämen dem Menschen immer in seiner körperlich-geistigen Einheit zugute, so vermitteln sie damit nur jahrtausendealte Einsichten, die wir jetzt endlich auch wissenschaftlich belegen können.

Der Dialog des Lebens

Damit unser Immunsystem den Weg der Mitte zwischen zu wenig und zu viel Stimulation findet, braucht es zahlreiche Informationen, die wir ihm nicht nur von außen, über Ernährung und Umweltreize, sondern eben auch durch unsere jeweiligen Empfindungen zukommen lassen.

Unsere Abwehrzellen antworten prompt über eigene „**Immunotransmitter**" und teilen umgekehrt dem Gehirn ihre Befindlichkeit mit. Dieser zelluläre Dialog kann sich krankmachend oder heilend auswirken, und wir haben es zu einem Großteil selbst in der Hand, welche inhaltlichen Botschaften hier ausgetauscht werden. Der Ausdruck „positives Denken" verkommt heute immer mehr zur mechanistischen Phrase. Gemeint sind damit aber keine bestimmten Techniken, sondern es reicht, dass wir uns wohl fühlen und geborgen wissen – dass wir einfach den Mut nicht sinken lassen. Dann reagiert auch unser Immunsystem mit „Schnurren".

Wenn die Seele mit dem Körper spricht

Bereits vor Jahrzehnten fand in den USA ein interessanter Versuch statt. Man hatte Verhalten und Lebenslauf einer Reihe ausgebildeter Ärzte überprüft. Es zeigte sich, dass Versuchspersonen, die zu Depressionen und Sorgen neigten, viel öfter und schwerer erkrankten als solche mit ausgeglichener „Seelenbilanz".

Auch Dr. Kathleen Dillon vom Western New England College in Massachusetts untersuchte die Wirkung von Gefühlen auf das Immunsystem. In ihrer Studie zeigte sie Studenten je einen lustigen und einen traurigen Film. Danach wurden im Speichel der Testpersonen die IgA-Werte bestimmt. (Hohe IgA-Werte bedeuten eine größere Widerstandskraft gegen Infektionen.) Die Ergebnisse sprachen für sich. Das herzhafte Lachen der jungen Leute über den lustigen Film hatte ihre IgA-Werte sprunghaft ansteigen lassen, während der traurige Film das Gegenteil bewirkte. Außerdem zeigte sich, dass die hohen IgA-Werte bei jenen Studenten am längsten erhalten blieben, die auch sonst viel gesunden Humor besaßen.[29]

Aus zahlreichen weiteren Studien geht Ähnliches hervor: Gefühle der Trauer und Verzweiflung aktivieren bestimmte Gehirnabschnitte und zugleich auch die Nebennieren. Es werden vermehrt stresserzeugende Hormone ausgeschüttet. Diese halten das Immunsystem in ständiger Alarmbereitschaft, bis es schließlich erlahmt. Gefühle wie Hass, Wut oder Ärger lösen analoge körperliche Reaktionen aus. Freude, Zuversicht und Liebe dagegen bewirken physische Entspannung.

Doch auch der „körperliche Ansatz" funktioniert. Naturheilkundliche Therapien, Entspannungsgymnastik und gesunde Ernährung können nicht nur den Immunstatus, sondern auch das seelische Befinden eines Menschen kontinuierlich verbessern. Der langen Rede kurzer Sinn: Es ist möglich, eine gesundheitliche Störung, die ja immer den ganzen Patienten betrifft, über verschiedene Ebenen therapeutisch anzugehen und ihren Folgen vorzubeugen. Die Pflege des Immunsystems ist hier genauso wichtig wie eine (Wieder)herstellung des seelischen Gleichgewichts. Psyche und Soma – Seele und Körper – beeinflussen sich gegenseitig.

Padma 28 – auch etwas fürs Gemüt?

Was somit in der einen Richtung klappt, müsste auch anders herum funktionieren. Wenn Immunzellen die Botschaft unserer Gefühle verstehen können, warum sollte es nicht möglich sein, das seelische Befinden zu verbessern, indem wir unser Abwehrsystem mit stärkenden Impulsen durch ein pflanzliches Vielstoffgemisch versorgen?

Das überlegte sich unter anderem ein österreichisches Forscherteam, und man ging daran, die Wirkung von Padma 28 auf das seelische Wohlbefinden gesunder und kranker Versuchspersonen zu testen. Zum Zeitpunkt der Fertigstellung dieses Buches waren die genauen Ergebnisse dieser Studie leider noch nicht greifbar, doch dem Vernehmen nach ist sie äußerst vielversprechend verlaufen.

Persönliche Erfahrungen mit Padma 28

Zwar hat meine Meinung wissenschaftlich als subjektiv und daher nicht verwertbar zu gelten, dennoch möchte ich an dieser Stelle auch meine eigenen positiven Erfahrungen mit Padma 28 einbringen. Sie haben nämlich entscheidend dazu beigetragen, dass Sie dieses Buch überhaupt in Händen halten.

Ich bin, das gebe ich offen zu, eine Frau, die es zeitweise „ein bisschen mit den Nerven hat". Heute, da mir die tieferen Ursachen klar sind, kann ich entspannter damit umgehen. Die Einnahme von Padma 28 als Nahrungsergänzung hat zudem mein körperliches **und** seelisches Befinden regelmäßig sehr verbessert. Ich bin seltener krank und fühle mich insgesamt ausgeglichener und leistungsfähiger. Wie schon erwähnt: Das ist meine persönliche Erfahrung. Es bleibt Ihnen, liebe Leserinnen und Leser, aber unbenommen, jederzeit für sich selbst den Wahrheitsbeweis anzutreten.

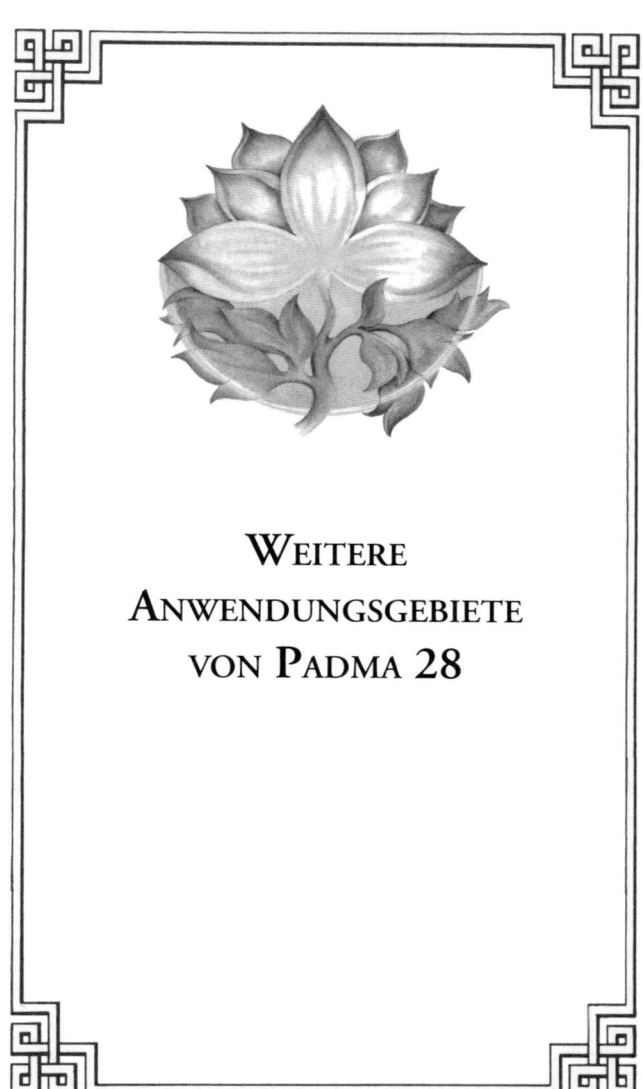

WEITERE ANWENDUNGSGEBIETE VON PADMA 28

In der systematischen Indikationsliste zu 14 tibetischen Arzneispezialitäten, die von Karl Lutz in Zusammenarbeit mit Wladimir Badmajew erstellt wurde, nimmt die Rezeptur Nr. 28 eine herausragende Stellung ein. Zahlreiche Anwendungsmöglichkeiten werden aufgezählt, und es ist ersichtlich, dass „Padma 28" von den Ärzten bei sehr vielen Leiden in Kombination mit weiteren Vielstoffgemischen der Liste verabreicht wurde. Sein Einsatz ist immer dann sinnvoll, wenn akute oder chronische Infektions- beziehungsweise Eiterherde vorliegen. Die Rezeptur Nr. 28 wird als antibakteriell, desinfizierend, Herz und Kreislauf stimulierend und allgemein heilungsfördernd beschrieben. Entsprechend häufig erscheint sie als Basismedikation.[30]

Neben den bereits erläuterten Studien existieren vereinzelte Forschungsberichte zu Padma 28 in folgenden Bereichen:

Anwendung bei chronisch-infektiöser Hepatitis B

Die chronische Hepatitis (Leberentzündung) tritt als Folge einer akuten, nicht ausgeheilten – ja oft nicht einmal erkannten – Infektion mit Hepatitisviren auf. Es gibt zwei Formen: einen chronisch-persistierenden (milder verlaufenden) sowie den agressiven Typus. Beide bestehen meist über Jahre und jede Behandlung ist langwierig. Neben lokalen Schmerzen kann eine chronische Hepatitis die Leistungsfähigkeit der betroffenen Patienten stark beeinträchtigen, selbst wenn die Laborwerte zufriedenstellend sind.

Heute weiß man, dass diese chronisch-entzündliche Schädigung der Leberzellen auf einer permanenten Immunreaktion mit viralen Antigenen beruht. Der Organismus ist in ständiger Alarmbereitschaft, es gelingt ihm aber nicht, den Hepatitisvirenbefall endgültig zu eliminieren. Padma 28 kann solche Fälle lindern und manchmal sogar eine Heilung herbeiführen, wie zwei Studien aus den Jahren 1992 und 1993 belegen.

In einem 2-jährigen Versuch erhielten 126 Erwachsene und 52 Kinder mit chronischer Hepatitis B täglich 3-mal 2 Tabletten Padma 28. Ergebnis: Bei rund 90 % der Probanden verbesserte sich die Immunregulation messbar. Bei circa 15 % war nach diesen zwei Jahren überhaupt kein zellulärer Virusbefall mehr festzustellen.

Eine zweite Studie an 34 Versuchspersonen erbrachte ähnlich positive Resultate. Dabei wurden zwei entscheidende Vorteile sichtbar:

1) Padma 28 verbessert insgesamt den Immunstatus,

2) das Fortschreiten entzündlicher Prozesse wird gestoppt.[31]

Mit Padma 28 ist es offenbar möglich, eine bleibende Leberschädigung zu verhindern. Über einen solchen Fall berichtet auch der Mediziner und Autor Dr. Egbert Asshauer: Ein junger Mann litt aufgrund einer chronischen Infektion mit Hepatitis B unter ständiger Müdigkeit und Leberschwellung. Dr. Asshauer behandelte den Patienten mit Padma 28, wobei sieben Monate später zwar noch die Infektion, aber keine Leberschädigung mehr nachzuweisen war.[32]

Dr. Asshauer empfiehlt die versuchsweise Anwendung von Padma 28 auch bei chronischer Hepatitis vom Typ C.[33]

Anwendung bei chronischen
Atemwegsinfekten und Asthma

Jeder Mutter bleibt die Zeit unvergesslich, in der ihre Spröss-
linge sich eine „Verkühlung" nach der anderen einfangen.
Vom Kleinkindalter bis zur Pubertät wird der eine Schnup-
fen abgelöst vom nächsten Husten. Meist tut dieses Trai-
ning dem Immunsystem gut und die Heilung geht kom-
plikationslos vonstatten, aber bei vielen Kindern beobachtet
man doch eine auffällige Abwehrschwäche.

Hier sind zu Padma 28 vor allem zwei Versuchsreihen
interessant:

Bei Tests mit infektanfälligen Kindern verschiedener Al-
tersgruppen (unter 3 bis zu 16 Jahren), die Padma 28 zwischen sechs und zehn Wochen lang einnahmen, zeigte sich
eine deutliche Abnahme der Anzahl chronischer Atemwegsinfekte (z. B. von wiederkehrender Bronchitis).

Kinder über 3 Jahre erhielten 3-mal täglich eine Tablette
Padma 28, jüngere 3-mal eine halbe Tablette. In bis zu 70 %
der Fälle wirkt diese Therapie.[34]

Auch mein eigener Sohn (10 Jahre) könnte hier als Beispiel dienen: Seit circa zwei Jahren gebe ich ihm in der Zeit
von September bis ins Frühjahr hinein 2-mal täglich eine
Tablette Padma 28. Die ansonsten wochenlangen Schnup-
fen- und Hustenperioden gehören seither der Vergangen-
heit an. Den letzten Winter hat er trotz Grippewelle sogar
ohne eine einzige Erkältung überstanden.

Padma 28 ist, wie die Praxis zeigt, ebenso hilfreich bei
chronischen Entzündungen der Kieferhöhlen, auch – und
gerade dann, wenn Antibiotika keine Wirkung mehr erzie-
len. Es beeinflusst eitrige Prozesse und lässt die Entzün-
dungserscheinungen abklingen.

Über die günstige Wirkung von Padma 28 bei **Asthma bronchiale** liegen noch keine ausreichenden Erfahrungswerte vor. Da aber bekannt ist, dass bei Asthmatikern im Lungenbereich entzündliche Zellen zu finden sind, ist die Einnahme von Padma 28 (als ergänzende Therapie) sicher einen Versuch wert.

Desgleichen kann Padma 28 bei **Heuschnupfen** und ähnlichen allergischen Störungen dem Immunsystem Hilfestellung bieten, indem es überschießende Reaktionen dämpft.

Weitere Anwendungsgebiete

Aufgrund der experimentell gefundenen Effekte, die bei den verschiedensten Erkrankungen eine Rolle spielen, könnte Padma 28 auch in folgenden Fällen unterstützend wirken (immer nur als Ergänzung verordneter Therapien und in Absprache mit Ihrem Behandler):

Anwendung bei rheumatoider Arthritis und chronischer Polyarthritis (Gelenkentzündung)

Bemerkenswert ist hierzu vor allem eine von der US-Universität Massachusetts in Dharamsala durchgeführte Studie, in der direkt vor Ort die Wirksamkeit gängiger Antirheumatika gegenüber der tibetischen Medizin untersucht werden sollte. Es stellte sich heraus, dass die modernen westlichen Medikamente bei der Schmerzbekämpfung – logischerweise – überlegen sind, die Maßnahmen der tibetischen Medizin (Diät, pflanzliche Arzneien usw.) aber die Funktionstüchtigkeit der Gelenke viel besser wiederherstellen konnten.[35]

Vergleichsstudien wie diese zeigen besonders eindringlich, wie sehr eine kombinierte Anwendung alter und neuer medizinischer Verfahren hilfesuchenden Patienten zum Nutzen gereichen könnte.

Zu weiteren sogenannten „Autoimmunstörungen" siehe das Kapitel „Padma 28 – Motor des Immunsystems".

Anwendung bei weiteren entzündlichen Prozessen

Padma 28 ist außerdem angezeigt zur unterstützenden Behandlung lokal-entzündlicher Prozesse, unter anderem bei:

Cystitis (Harnwegsentzündung)

Gastroenteritis (Entzündung des Magen-Darm-Trakts)

Gingivitis (Zahnfleischentzündung)

Ulcus ventriculi und duodeni (Magen- und Zwölffingerdarmgeschwür)

Ulcus cruris (offenes Bein) und Phlebitis (oberflächliche Venenentzündung)

bei Neigung zu Furunkulose und Abszessbildung

in der Heilungsphase von Infektionskrankheiten (auch der echten Grippe)

sowie zur Beschleunigung der Wundheilung, auch nach Operationen.

Von einer Linderung (speziell hormonell bedingter) **Migräne** mit Leberbeteiligung ist ebenfalls schon berichtet worden. (Migräne wird im Übrigen von tibetischen Ärzten sehr erfolgreich mit Juwelenpillen gelindert.)

Eine Studie behandelt ferner die versuchsweise Anwendung von Padma 28 bei Multipler Sklerose.[36]

Besprechen Sie sich in all diesen Fällen mit Ihrem Arzt/Heilpraktiker, vor allem dann, wenn Sie regelmäßig irgendwelche Medikamente einnehmen müssen.

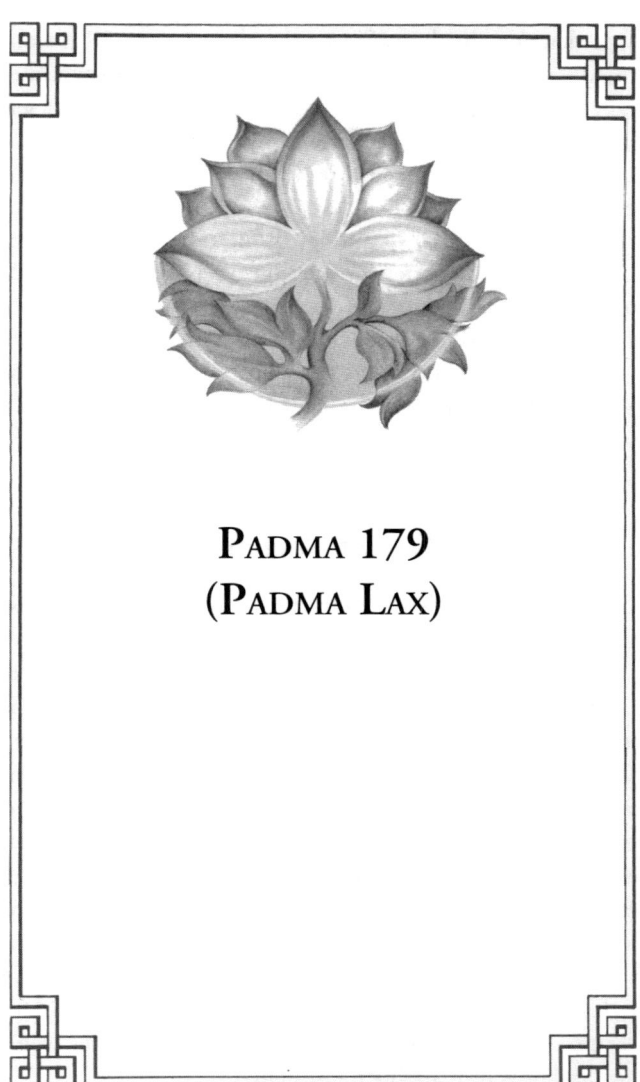

PADMA 179
(PADMA LAX)

Über dem regelrechten Siegeszug, den Padma 28 gleichsam als „Basistherapeutikum" der tibetischen Pflanzenmedizin angetreten hat, wird meist übersehen, dass sich seit längerem noch eine weitere tibetische Arznei in standardisierter Form auf dem Markt befindet: **Padma 179 – Handelsname „Padma Lax".**

Die Rezeptur Nr. 179 auf der Indikationsliste der Ärztefamilie Badmajew ist ein mildes, gut verträgliches Laxativum (Arzneimittel mit abführender Wirkung) – die Bezeichnung Padma Lax weist schon darauf hin.

Aus diesem Grund käme etwa eine Zulassung als Nahrungsergänzungsmittel, wie dies im Falle von Padma 28 möglich ist, natürlich nicht in Frage.

Hilfe für den trägen Darm

„Der Tod sitzt im Darm": ein drastischer Satz, doch er ist buchstäblich wahr.

Solange alle Ausscheidungsfunktionen unseres Körpers klaglos funktionieren, bleiben wir gesund und fühlen uns vital. Leider ist der regelmäßige Gang „aufs stille Örtchen" für eine erhebliche Zahl von Menschen ein frommer Wunschtraum. Wie viel unsere moderne, hektische Lebensweise und übliche Fehlernährung dazu beitragen, wollen die meisten Betroffenen nicht wahrhaben. Der Verbrauch chemischer Abführmittel ist ansteigend und viele von uns haben das Gefühl für die natürlichen Ausscheidungsvorgänge vollkommen verloren. Sie werden weniger als angenehme Reinigung des Körpers, sondern nur noch als lästiges Übel empfunden, das unseren verplanten Tagesablauf stört. Kein Wunder, wenn dann irgendwann „nichts mehr geht".

Kein Kavaliersdelikt

Zeitweilige oder dauernde Verstopfung (Obstipation) ist eines der am weitesten verbreiteten „zivilisatorischen" Übel. Denkt man allerdings daran, dass die Darminnenwand ausgebreitet eine Fläche von etwa 200 (!) Quadratmetern bedecken würde, wird die Sache schon klarer: Nachlässigkeit kann hier nicht ohne Folgen bleiben.

Wird der Darminhalt nicht regelmäßig ausgeschieden, können Schadstoffe in den Blut- und Lymphkreislauf zurückgelangen – die Darmwände sind ja durchlässig – und überschwemmen von dort aus den ganzen Körper mit Zellgiften. Eben deshalb haben „dauerverstopfte" Patienten meist auch ein schlechtes Hautbild, leiden an diffusen Kopfschmerzen und fühlen sich einfach insgesamt nicht wohl.

Sie sehen also: Verstopfung ist kein harmloses „Kavaliersdelikt".

Dabei sind die Ursachen meist naheliegend. Um dem Darm seine tägliche Arbeit zu erleichtern, ist vor allem Folgendes vonnöten: genügend Ballaststoffe, enthalten in Obst, Gemüse und Vollkornprodukten (ein zusätzliches, völlig unschädliches Hilfsmittel zur besseren Verdauung sind indische Flohsamen, die Sie in jedem Reformhaus bekommen). Keinesfalls vergessen darf man die reichliche Aufnahme von Flüssigkeit durch Quellwasser, Tee (Kräutertees, grüner Tee, Rotbuschtee usw.), verdünnte Obst- oder Gemüsesäfte und Suppe. So manche Verstopfung könnte schon allein dadurch behoben werden.

Dazu müssen ein Mindestmaß an Bewegung und die Vermeidung von übermäßigem Stress kommen. Lernen Sie in Ihrem eigenen Interesse, bei Überlastung konsequent Nein zu sagen. Niemals darf Stuhldrang ignoriert werden, wie Kinder das zum Beispiel gerne tun, um ein Spiel nicht unterbrechen zu müssen. Die günstigsten „Entleerungszeiten" liegen übrigens nach der biologischen Uhr zwischen 5 und 7 Uhr morgens oder abends (Winterzeit!). Während dieser Tagesphasen ist der Körper auf maximale Reinigung eingestellt.

Das Gehirn im Bauch

Falls Ihnen jemand vorwirft, Sie würden „aus dem Bauch heraus" agieren, nehmen Sie es als Kompliment, denn das ist richtig so. Wie Sie bereits im Kapitel über Padma 28 und die Seele lesen konnten, läuft kein Geschehen im Körper isoliert ab. Unser Darm verarbeitet nicht nur Nahrung, sondern er muss auch mit seelischem Ballast fertig werden. Sein Nervengewebe ist so empfindlich, dass wir diesen Bereich tatsächlich als unser „zweites Gehirn" ansehen können. Nicht umsonst existieren Redensarten wie „Dieses Problem verursacht mir Bauchweh" oder „Das kann ich nicht verdauen".

Ein angespannter Darm verhärtet und verkrampft sich, er stellt seine Peristaltik (natürliche Wellenbewegung) ein und will nichts mehr „hergeben". In dieser Situation können Sie Ihrer Verdauung durch pflanzliche Heilmittel auf die Sprünge helfen, sollten aber gleichzeitig auch nach einer Lösung für eventuelle seelische Spannungen suchen.

Padma Lax wirkt sanft und sicher

Nach den eingangs geschilderten Grundsätzen der Tibetischen Medizin liegt auch in Padma 179 eine Kombination von 15 pflanzlichen und mineralischen Bestandteilen vor, welche trotz geringer Dosierung eine optimale Wirksamkeit gewährleistet. Die Hauptkomponenten helfen dem Darm wieder aktiv zu werden, während andere Ingredienzen den Verdauungsvorgang allgemein unterstützen, blähungswidrig, krampflösend und schleimhautschützend wirken.

Aus tibetischer Sicht fördert Padma Lax die „Verdauungshitze". Es bringt die drei Körperenergien wieder in Harmonie, denn nur ein intaktes „Verdauungsfeuer" garantiert Wohlbefinden und Lebenskraft.

Wichtige Anwendungshinweise

Padma 179 eignet sich zur kurzzeitigen Behandlung einer Verstopfung ohne spezielle Diagnose. Es ist nicht anzuwenden bei Bauchschmerzen unklarer Ursache, Verdacht auf Darmverschluss oder Blinddarmreizung.

Schwangere, Stillende und Kinder unter zwölf Jahren sollen Padma Lax nicht einnehmen. Wie jedes abführende Mittel könnte Padma 179 Wehen auslösen. Bestimmte enthaltene Stoffe (Antrachinone) gehen in die Muttermilch über, wobei mögliche Folgen für das Kind nicht geklärt sind. Greifen Sie in diesen Fällen auf den unschädlichen Flohsamen in Verbindung mit dem Padma-Tee „Nach dem Essen" zurück (siehe dazu das Kapitel „Tibetische Tees – ein einfacher Weg zum Wohlbefinden").

Die Einnahme von Padma Lax sollte nicht länger als ein bis zwei Wochen dauern. Normalerweise nimmt man vor dem Schlafengehen jeweils eine Tablette mit viel Flüssigkeit (Wasser, Tee). Die Wirkung tritt dann ungefähr nach acht Stunden, also morgens ein. In hartnäckigen Fällen sind zwei Tabletten pro Tag angezeigt, sobald wie möglich ist die Dosis aber zu reduzieren. Keinesfalls ist Padma Lax für eine Daueranwendung oder als Hilfe zur Gewichtsreduktion gedacht. Ein gefährlicher Flüssigkeits- und Mineralstoffverlust kann die Folge solchen Missbrauchs sein.

Vorsicht ist weiterhin bei gleichzeitiger Einnahme von Herzmitteln, harntreibenden Medikamenten und Nebennierenrinden-Hormonen (Corticosteroiden) geboten. Padma Lax könnte deren Wirkung, vor allem bei längerer Anwendung, verstärken beziehungsweise verändern. Holen Sie hierfür ärztlichen Rat ein!

Sollte unter Padma Lax leichter Durchfall auftreten, reduzieren Sie die Dosis und trinken ausreichend. Eine zeitweise Rotfärbung des Harns ist dagegen normal und kein Grund zur Besorgnis.

Hoffnung beim Reizdarm-Syndrom

Die Störung hat viele Namen: Reizkolon (Colon irritabile), Irritable Bowel Syndrome (IBS), spastisches Kolon oder Colitis mucosa. Ungefähr 20 % der westlichen Bevölkerung leiden darunter. Frauen sind häufiger betroffen als Männer (vielleicht, weil sie mehr „aus dem Bauch heraus" leben?). Organische Ursachen sind beim Reizdarm-Syndrom nicht nachweisbar. Neben möglichen Allergien auf bestimmte Nahrungsmittel werden vor allem seelische Ursachen als Auslöser vermutet. Zu den Symptomen gehören Bauchkrämpfe und Blähungen, Sodbrennen, oftmaliger Wechsel von Durchfall und Verstopfung, aber auch Rückenschmerzen, Kreislaufschwäche und „nervöses" Herzklopfen. Ein irritierter Verdauungstrakt zieht den ganzen Körper in Mitleidenschaft.

Neben den genannten darmpflegenden Maßnahmen scheint Padma 179 auch in diesen Fällen von Nutzen zu sein. Auf dem Kongress für Tibetische Medizin in Washington stellte **Prof. Moshe Ligumsky**, Gastroenterologe an der Hebrew University in Jerusalem, die Zwischenergebnisse einer aktuellen Studie mit Reizdarm-Patienten vor. Sie ergaben eine bemerkenswerte Besserung der Symptome.

So litten zu Beginn der Behandlung etwa 48 % der Teilnehmer an täglichen starken Bauchschmerzen. Nach der Einnahme von Padma Lax hatten nur noch 28 % darüber zu klagen. Diese Erfolge sind ermutigend und man ist dabei, weitere Details auszuwerten.[37]

Wenn Ihr Darm laufend „gereizt" reagiert, ist es also höchste Zeit, mit Hilfe natürlicher Vitalstoffgaben Abhilfe zu schaffen. Padma Lax leistet hier sozusagen erste Hilfe. Geht es nach ein bis zwei Wochen aufwärts, können Sie mit den tibetischen Teemischungen „Nach dem Essen" und „Zu jeder Zeit" Ihr Verdauungssystem weiterhin sinnvoll unterstützen (siehe dazu das Kapitel über Tibetische Tees).

Inhaltsstoffe von Padma Lax

Lateinische Bezeichnung	Deutscher Name	Inhalt in mg pro Tablette
Aloes extr. sicc. norm.	*Aloe Trockenextrakt*	*12,50*
Kaolinum ponderosum	*Kaolin*	*25,00*
Calumbae radix	*Colombowurzel*	*10,00*
Condurango cortex	*Condurangorinde*	*10,00*
Helenii rhizoma	*Alantwurzel*	*35,00*
Gentianae radix	*Enzianwurzel*	*35,00*
Myrobalani fructus	*Myrobalanen*	*35,00*
Natrii hydrogenocarbonae	*Natriumbicarbonat*	*15,00*
Natrii sulfae anhydr.	*Natriumsulfat*	*35,00*
Piperis longi fructus	*Langer Pfeffer*	*3,50*
Frangulae cortex	*Faulbaumrinde*	*52,50*
Rhamni purahinanae cortex	*Cascararinde*	*52,50*
Rhei radix	*Rhabarberwurzel*	*70,00*
Strychni semen	*Brechnuss-Samen*	*1,75*
Zingiberis rhizoma	*Ingwerwurzel*	*70,00*

Quelle: Produktinformation der Firma PADMA AG, CH–8603 Schwerzenbach

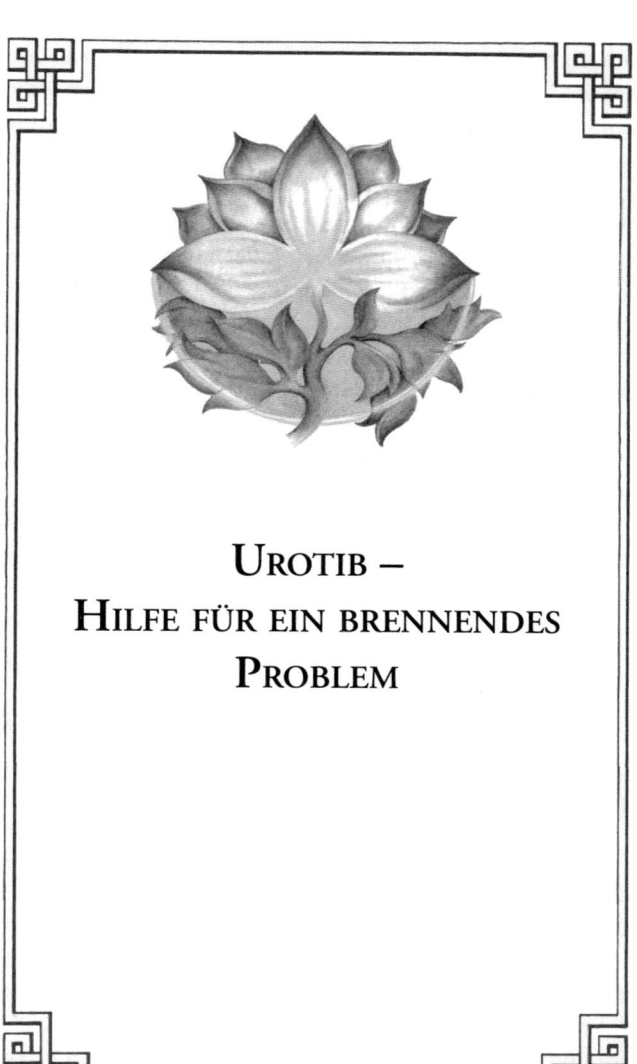

Urotib –
Hilfe für ein brennendes Problem

Umfragen in westlichen Ländern zeigen, dass Entzündungen des Urogenitaltrakts, das heißt der Blase und der ableitenden Harnwege, zu den häufigsten Gesundheitsproblemen gehören. Rund die Hälfte aller Frauen hat irgendwann in ihrem Leben damit zu tun, jede fünfte sogar mehrmals. Doch diese unangenehme und oft langwierige Erkrankung macht auch vor der Männerwelt nicht Halt. Betroffen sind hier vorwiegend die älteren Semester.

Infektionen des Urogenitalsystems finden dann einen Nährboden, wenn fremde Mikroorganismen sich in Harnröhre oder Harnblase festsetzen und brennende Schmerzen beim Wasserlassen verursachen. Meist kommen noch verstärkter Harndrang und, falls die Nieren betroffen sind, auch Rückenschmerzen hinzu.

Gleich an dieser Stelle sei darauf hingewiesen, wann Sie unverzüglich einen Arzt zur Abklärung der Diagnose aufsuchen sollten. Ziehen Sie einen Experten zu Rate, wenn

• Sie Blut im Urin bemerken
• Schmerzen im Rücken- oder Unterbauch auftreten, die tagelang anhalten oder immer wiederkehren
• Ihre Beschwerden von Übelkeit, Erbrechen oder Fieber begleitet sind.

Flüssigkeit ist wichtig

Eine zu wenig beachtete Regel für alle derartigen Infektionen lautet: ausreichend trinken! Reichliches Trinken – am besten wäre gutes Quellwasser – hilft dabei, schädliche Keime rasch auszuschwemmen. Im Übrigen können Sie den Heilungsprozess bei entzündlichen Erkrankungen der Harnorgane durch ein pflanzliches Vielstoffpräparat wirksam unterstützen. Das scheint umso wichtiger, als bei Harnwegsinfekten die breite Anwendung von Antibiotika selten dauerhaften Erfolg verspricht. Bei 80 % der Betroffenen kehrt das Leiden hartnäckig wieder.

Ein weiterer Bote sanfter Vielfalt

Zwar kein Mitglied der „Padma-Familie", aber ebenso als original tibetisches Arzneimittel einzustufen, ist das pflanzliche Mittel „**Dr. Andres Urotib**". Es wird bisher nur durch eine Schweizer Apotheke in Zürich hergestellt, kann jedoch auch in anderen Ländern über Apotheken besorgt werden.

Urotib ist wie alle tibetischen Kräuterarzneien ein komplexes Wirkstoffgemisch. Seine positiven Effekte beruhen auf dem Synergieprinzip, das heißt, sie entstehen durch das perfekte Zusammenspiel aller sorgfältig abgestimmten pflanzlichen Bestandteile. Selbstverständlich sind die Kräutertabletten frei von künstlichen Farb- und Konservierungsstoffen beziehungsweise Stabilisatoren.

„Dr. Andres Urotib" entspricht seiner Zusammensetzung nach der Originalrezeptur Nr. 8 des bereits erwähnten Badmajew-Dokuments.

Urotib-Kräutertabletten wirken generell schmerzlindernd, harndesinfizierend und diuretisch (harntreibend). Sie eignen sich zur (ergänzenden) Behandlung von Nieren- und Blasenentzündungen sowie ähnlich gelagerten Störungen.

Nach der Badmajew-Indikationsliste gehören dazu insbesondere:

* Urethritis (Harnröhrenentzündung)
* Pyelonephritis (Nierenbeckenentzündung)
* Nephrosen (nicht entzündliche, degenerative Nierenerkrankungen)

• Nephrolithiasis (Nierensteinleiden)

Urotib fördert bei entsprechender Trinkmenge gleichzeitig die Ausscheidung von Harnwegssedimenten (Grieß, kleine Steine) auf natürlichem Weg. Besprechen Sie sich aber in solchen Fällen immer mit Ihrem Arzt!

Inhaltsstoffe von Dr. Andres Urotib

Lateinische Bezeichnung	Deutscher Name	Menge je Tablette in mg
Bucco folium	*Buccoblätter*	*19,0*
Cardamomi fructus	*Kardamomfrüchte*	*51,5*
Gentianae radix	*Enzianwurzel*	*37,5*
Juniperi fructus	*Wacholderbeeren*	*45,0*
Myrobalani fructus	*Myrobalanen*	*51,5*
Petroselini radix	*Petersilienwurzel*	*37,5*
Petroselini semen	*Petersiliensamen*	*19,0*
Uvae ursi folium	*Bärentraubenblätter*	*45,0*

Quelle: Produktinformation der Stadelhofen-Apotheke, CH–8001 Zürich

Einnahmeempfehlungen zu Urotib

Anfänglich nimmt man 2- bis 3-mal täglich 2 Tabletten Urotib vor dem Essen zusammen mit viel Flüssigkeit (mindestens 2–3 dl) ein. Nach einigen Tagen, wenn die entzündlichen Beschwerden abgeklungen sind, kann die Einnahme auf 1–2 Tabletten pro Tag reduziert werden. Diese Dosis behält man bis zur vollständigen Ausheilung bei. Vorschriftsmäßig angewendet, hat Urotib keine unerwünschten Nebenwirkungen.

Hinweis: Sollten Sie schwanger sein oder stillen, ist Vorsicht bei der Einnahme jeglicher Arzneimittel angebracht.

Wenden Sie sich in diesem Fall immer zuerst an den Arzt Ihres Vertrauens.

Urotib kann man auch Kindern über sechs Jahren verabreichen. Zuvor ärztlichen Rat einzuholen sollte jedoch selbstverständlich sein.

Die Herstellerapotheke erhält laufend positive Rückmeldungen zufriedener Anwender von Urotib. Klinische Studien zu diesem Präparat gibt es bisher leider keine. Aber – was nicht ist, kann ja noch werden.

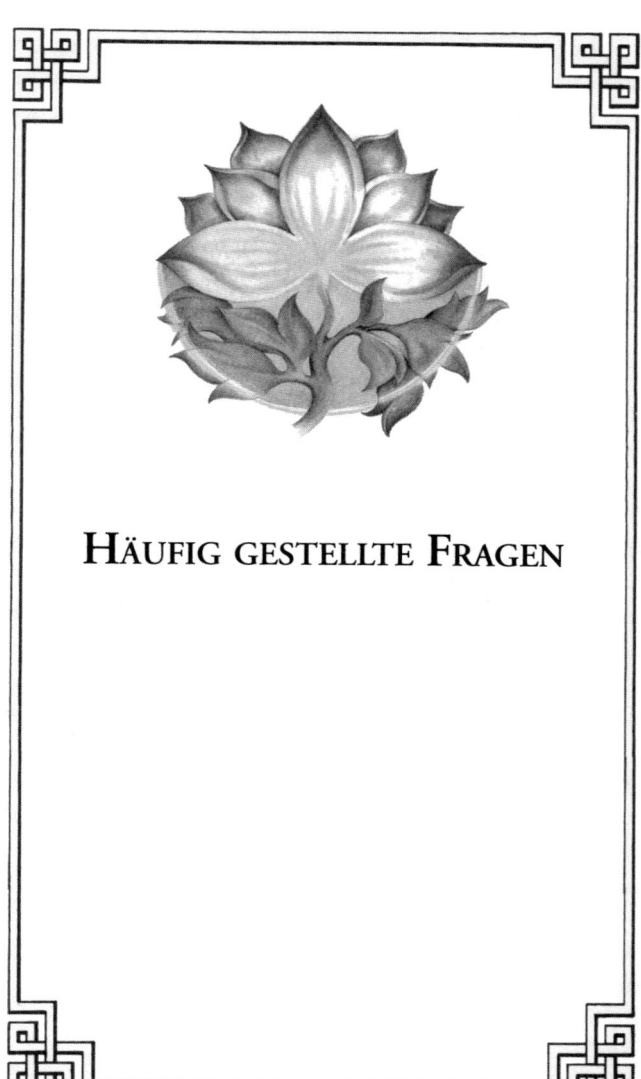

HÄUFIG GESTELLTE FRAGEN

In diesem Kapitel finden Sie zusätzliche Hinweise und Antworten auf Fragen, die häufig in Zusammenhang mit der Anwendung von Padma 28 und Padma Lax auftauchen.

Wie wird Padma 28 richtig dosiert und eingenommen?

Bei bestehenden Beschwerden (beispielsweise fortgeschrittener Arteriosklerose) werden anfangs 3-mal 2 Tabletten, mindestens 30 – 45 Minuten vor den Mahlzeiten eingenommen. Sobald eine merkliche Besserung eintritt, kann die Dosis auf 3-mal 1 Tablette reduziert werden. Als Nahrungsergänzung beziehungsweise Erhaltungsdosis nimmt man 1- bis 2-mal täglich 1 Tablette mindestens 6 Monate und länger. Nebenwirkungen sind auch bei Langzeitanwendung nicht bekannt.

Nach den Prinzipien der Tibetischen Medizin wäre es wichtig, Padma 28 bei der Einnahme auch bewusst zu riechen und zu schmecken, das heißt, die Tabletten sollten erst zerkaut und dann mit viel Flüssigkeit (1-2 Glas temperiertes Quellwasser, Tee oder Milch) geschluckt werden. Fällt Ihnen das schwer, lassen Sie die Tabletten vorher in etwas Wasser zerfallen. Wollen Sie Padma 28 nach dem Essen einnehmen, sollte die letzte Mahlzeit mindestens 2 Stunden zurückliegen. Eine Gabe zu den Mahlzeiten wird zwar ursprünglich nicht empfohlen, ist aber im Einzelfall besser, als wegen Unverträglichkeit auf die Einnahme ganz zu verzichten.

Was ist bei der Einnahme von Padma 179 (Padma Lax) zu beachten?

Sie finden dazu genaue Hinweise im entsprechenden Kapitel.

Wie lange soll ich Padma 28 einnehmen?

Wie Sie nun schon wissen, wirken viele tibetische Kräuterarzneien langsamer und milder als chemische Medikamente. Das ist schonender für den Organismus und bietet einige Vorteile.

Sie werden selbst ganz genau merken, wann eine Besserung eintritt, und welche Dosis Sie benötigen, um diese aufrechtzuerhalten. Es könnte auch sein, dass Ihnen die Einnahme plötzlich widerstrebt. Auch das ist ein Hinweis Ihres Körpers, den Sie nicht ignorieren sollten. Padma 28 stellt allerdings insofern eine Ausnahme dar, als es den Organismus so sanft unterstützt, dass auch bei langfristiger Anwendung keinerlei Nachteile zu erwarten sind.

Gibt es Nebenwirkungen beziehungsweise Wechselwirkungen mit anderen Medikamenten?

Padma 28 beeinflusst oder verändert der bisherigen Erfahrung nach die Wirkung anderer Medikamente oder Naturheilmittel nicht. Ebenso wenig zeigt es selbst unerwünschte Nebenwirkungen. Falls leichte Verdauungsstörungen (wie Aufstoßen) auftreten, sind diese normalerweise durch genügendes Trinken zu beheben. Es wird dann empfohlen, die Tabletten eventuell zu den Hauptmahlzeiten einzunehmen. Nur in Einzelfällen war für bestimmte Personen die Einnahme von Padma 28 wegen einer unüberwindlichen Abneigung nicht akzeptabel. Das kann aber auch daran liegen, dass unsere verwöhnten Geschmacksnerven einfach alles Ungewohnte ablehnen. Davon Betroffene müssen selbst entscheiden, was Ihnen wichtiger ist.

Besprechen Sie die Anwendung von Padma 28 in jedem Fall mit Ihrem Arzt, falls Sie irgendwelche Medikamente nehmen müssen.

Sollte sich Ihr Wohlbefinden – zum Beispiel bei arteriellen Durchblutungsstörungen – merklich verbessern, kann dann die Dosierung verschriebener Arzneimittel entsprechend angepasst werden.

Ich bin Diabetiker(in). Darf ich Padma 28 einnehmen?
Ja. Es sind keine Gegenanzeigen bekannt.

Wie wird Urotib korrekt angewendet?
Sie finden dazu genaue Hinweise im entsprechenden Kapitel.

Auch die Herstellerapotheke (siehe unten) erteilt gerne Auskunft.

Was ist in Schwangerschaft und Stillzeit zu beachten?
Den bisherigen Untersuchungen zufolge besteht kein Grund, in dieser Zeit auf Padma 28 zu verzichten. Beachten Sie die bereits angeführten Maßnahmen (genügendes Trinken usw.) und konsultieren Sie im Zweifelsfall Ihren Arzt.

Zu **Padma 179** sei nochmals darauf hingewiesen, dass diese Rezeptur von Schwangeren und Stillenden aus Sicherheitsgründen nicht angewendet werden sollte.

Auch im Falle von **Urotib** ziehen Sie bitte vor der Einnahme in jedem Falle einen Arzt zu Rate.

Kann Padma 28 auch Kindern gegeben werden?
Padma 28 kann den Fachinformationen nach bedenkenlos schon Kleinkindern gegeben werden. Die Dosierung richtet sich nach dem Alter beziehungsweise Gewicht. Üblicherweise reicht vorbeugend die Gabe von 1 Tablette täglich für größere Kinder völlig aus, bei Beschwerden gibt man 2- bis

3-mal 1 Tablette. Für kleinere Kinder (vier Jahre und jünger) genügt jeweils eine halbe Tablette, die man in 1 Esslöffel Wasser zerfallen lassen und dann einer Breimahlzeit beimischen kann. Größere Kinder sind durchaus bereit, die Tabletten auch zu zerbeißen, und oft haben sie ein sehr feines Gespür dafür, was ihnen hilft. Lehnt Ihr Kind Padma 28 allerdings kategorisch ab, nehmen Sie auch das ernst. Was für viele gut ist, muss trotzdem nicht für alle richtig sein.

Lohnt es sich, bestimmte Ernährungsrichtlinien zu beachten, solange ich tibetische Arzneien einnehme?
Abgesehen von den Vorschlägen in einzelnen Kapiteln dieses Buches wird im Originaldokument der Badmajews empfohlen, während der Einnahme tibetischer Kräutermittel auf folgende Dinge möglichst zu verzichten:
• tierische Fette (fettes Fleisch, Schmalz, Vollmilch, zu viel Butter)
• raffinierten Zucker
• Verzehr von Milchprodukten direkt nach Fleischmahlzeiten.
Rohes Obst und Säfte sollten – speziell bei kalter Witterung – eingeschränkt werden.
Empfohlen wird dagegen:
• das Trinken von gutem Quellwasser
• der mäßige Genuss angesäuerter Milchprodukte (Naturjoghurt, Kefir, Sauermilch/Dickmilch)
Diese Ratschläge dienen ganz allgemein der besseren Verträglichkeit tibetischer Pflanzenheilmittel. Ihre Beachtung ist daher sicher von Vorteil.

Kann ich neben Padma 28 noch andere Naturheilmittel einnehmen?

Da für Padma 28 keine Wechselwirkungen mit anderen Mitteln bekannt sind, ist das wohl möglich. Beachten Sie aber: Um die Wirkung eines Naturheilmittels richtig einschätzen zu können, sollte es erst einmal für sich allein stehen. Über die gleichzeitige Einnahme hochwertiger natürlicher Nahrungsergänzungen (wie Blütenpollen, Mikroalgen, Rohmelasse o. ä.) liegen zwar keine Erfahrungswerte vor, sie dürfte aber kaum schaden.

In dem Dokumentarfilm „Das Wissen vom Heilen" erzählt ein begeisterter Anwender aus den Schweizer Bergen, die zusätzliche Einnahme von Knoblauchkapseln habe in seinem Fall die Wirkung von Padma 28 gegen Arteriosklerose vermutlich noch unterstützt.

Sie müssen also grundsätzlich selbst herausfinden, was Sie vertragen und was Ihnen gut tut. Tibetische Tees können Sie selbstverständlich immer zusätzlich trinken.

Wo sind Padma 28 / Padma Lax / Urotib erhältlich?

Deutschland:
Padma 28, Padma Lax und Urotib gegen Privatrezept über jede Apotheke (Importarzneimittel)

Schweiz:
Padma 28 in Apotheken und Drogerien
Padma Lax in Apotheken

Österreich:
Padma 28 als Nahrungsergänzungsmittel erhalten Sie in Apotheken und Fachdrogerien
Padma Lax auf Bestellung über internationale Apotheken

Dr. Andres Urotib wird derzeit nur hergestellt von der Stadelhofen-Apotheke in Zürich (siehe Adressenverzeichnis, Seite 147 f.)

Sie können Urotib jedoch über jede Apotheke auch in anderen Ländern besorgen lassen.

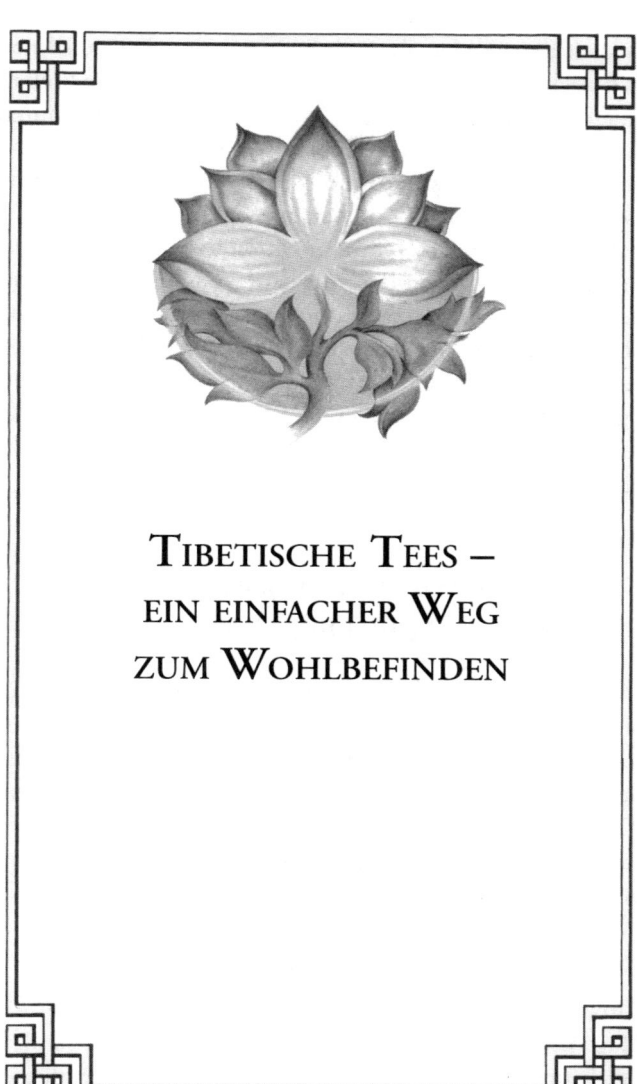

TIBETISCHE TEES – EIN EINFACHER WEG ZUM WOHLBEFINDEN

Wie alle Mittel der tibetischen Pflanzenmedizin zeichnen sich auch die so genannten Padma-Tees durch eine Vielfalt an enthaltenen Zutaten aus. Zwischen 21 und 30 Kräuter, Gewürze und getrocknete Früchte ergeben jeweils eine ausgewogene Komposition, die Körper und Seele auf sanfte Weise ihrem natürlichen Gleichgewicht näher bringt.

Vier spezielle Teerezepturen wurden von der Herstellerfirma in Zusammenarbeit mit dem in der Schweiz lebenden tibetischen Mediziner und Tee-Experten **Dr. Kalsang Shak** gemäß den Prinzipien der tibetischen Gesundheitslehre zusammengestellt. Eine portionsweise, gebrauchsfertige Verpackung in Teebeuteln garantiert, dass in jeder fertigen Tasse Padma-Tee dieselbe Qualität im gleichbleibenden Mischungsverhältnis vorliegt.

Padma-Tee „Zu jeder Zeit"
(Tagestee „Dashi-Delek" nach Dr. Shak)

Der Name sagt es schon: Diese Komposition aus 25 Kräutern, Gewürzen und Früchten wirkt ausgleichend und harmonisierend. In der Hektik des Alltags kann dieser Tee helfen, die innere Ruhe und Gelassenheit zu bewahren. Tagsüber genossen, mildert er die Folgen der allgemeinen Reizüberflutung, abends getrunken fördert er einen gesunden Schlaf und beruhigt die Nerven. Der „gelbe" Padma-Tee ist ein ideales Getränk am Arbeitsplatz und eignet sich ebenso gut als Haustee für die ganze Familie.

Zutaten:
Hagebutten, Himbeerblätter, Sesamsamen, Anis, Brennessel, Fenchel, Granatapfelsamen, Ingwer, Kamillenblüten,

Kardamom, Koriander, Lindenblüten, Pfefferminze, Sellerie, Süssholz, Zimt, Kümmel, Gewürznelken, Kreuzkümmel, Jasminblüten, schwarzer Pfeffer, Safran, Muskatnuss, langer Pfeffer, Asafötida.

Padma-Tee „Nach dem Essen"
(Verdauungstee „Metö" nach Dr. Shak)

Die 24 harmonisch aufeinander abgestimmten Zutaten dieses Tees unterstützen in idealer Weise den Prozess der Nahrungsaufnahme und -verwertung. Nach den Mahlzeiten genommen, bewirken die Inhaltsstoffe wohltuende Entspannung und fördern „Metö", das innere Verdauungsfeuer. Der „blaue" Padma-Tee schmeckt intensiv würzig und hilft einige Nachteile unserer schnelllebigen Zeit auszugleichen. Hastig eingenommene Mahlzeiten und unausgewogene Kost gehören ja leider oft zum Alltag. Padma-Tee „Nach dem Essen" kann in dieser Situation regulierend eingreifen. Selbst bei krankhaften Verdauungsstörungen ist der Tee eine wertvolle Unterstützung (siehe dazu auch das Kapitel über Padma 179).

Zutaten:

Granatapfelsamen, Galgant, Ingwer, Pfefferminze, Schwarzkümmel, Szechuan-Pfeffer, Fenchel, Wermut, Süßholz, Ajowan, Dillfrüchte, Anis, Kardamom, Kümmel, Gewürznelken, Zimt, Koriander, Lorbeerblätter, Kamillenblüten, Bockshornkleesamen, langer Pfeffer, schwarzer Pfeffer, Natriumhydrogencarbonat (Säureregulator), Muskatnuss, Asafötida.

Padma-Tee „An kalten Tagen"
(Wintertee „Gönka" nach Dr. Shak)

Diese Teemischung mit 30 ausgesuchten Komponenten hilft dem Körper besonders während der kalten Jahreszeit, seine innere Wärme zu bewahren. Zur Vorbeugung gegen Erkältungen und in Grippezeiten lässt sich der äußerst wohlschmeckende „rote" Padma-Tee wirksam einsetzen. Er stärkt das Immunsystem und ist ein ideales Wintergetränk. Sein Genuss ist überdies immer dann sinnvoll, wenn Sie innerlich „frieren", was – unabhängig von der Jahreszeit – auch bei großer Erschöpfung oder Krankheiten der Fall sein kann.

Zutaten:
Aprikosenkerne, Hagebutten, Ajowan, Anis, Färberdistelblüten, Ingwer, Kreuzkümmel, Mandeln, Sesamsamen, Sonnenblumenkerne, Süßholz, Zitronenschale, Fenchel, Szechuan-Pfeffer, Basilikum, Bockshornkleesamen, Gewürznelken, Kamillenblüten, Kardamom, Koriander, Kurkuma, langer Pfeffer, Lindenblüten, Lorbeerblätter, Pfefferminze, Salbei, schwarzer Pfeffer, Thymian, weißer Senf, Zimt.

Padma-Tee „Für die Frau"
(Frauentee „Datsen" nach Dr. Shak)

Der Padma „Lady-tea" berücksichtigt in seiner Zusammensetzung die speziellen Bedürfnisse des weiblichen Organismus. Die 21 enthaltenen Bestandteile unterstützen sanft die natürlichen Regulationsmechanismen und sorgen für körperliches und seelisches Wohlbefinden.

Die vielfältigen Beschwerden vor und während der Menstruation können durch den Padma-Frauentee merklich gelindert werden. Gerade „die Tage vor den Tagen", das berüchtigte prämenstruelle Syndrom, macht immer mehr Frauen das Leben schwer. Hier kann der „orange" Padma-Tee eine sanfte, aber stetige Regulierung herbeiführen. Doch auch bei Problemen rund um die Menopause (Wechseljahre) ist dieses ausgewogene Getränk Mittel der Wahl und vermag eine breite Palette von Befindlichkeitsstörungen günstig zu beeinflussen.

Zutaten:
Cranberries, Granatapfelsamen, Kümmel, Fenchel, Himbeerblätter, Ingwer, Kurkuma, Spargelwurzel, Gewürznelken, Kamillenblüten, Kardamom, Koriander, Kreuzkümmel, Pfefferminze, Süßholz, Zimt, Petersilie, Bockshornkleesamen, Muskatnuss, Asafötida, Safran.

Padma-Tees geben Ihnen die Möglichkeit, die sanfte, aber nachhaltige Wirkung der tibetischen Medizin täglich auf „genießerische" Art und Weise zu erfahren.

Sie erhalten die Teemischungen in gut sortierten Apotheken oder Drogerien.

(Quelle für die Zutatenliste der einzelnen Padma-Tees: Produktinformation der Firma Padma AG, CH-8603 Schwerzenbach)

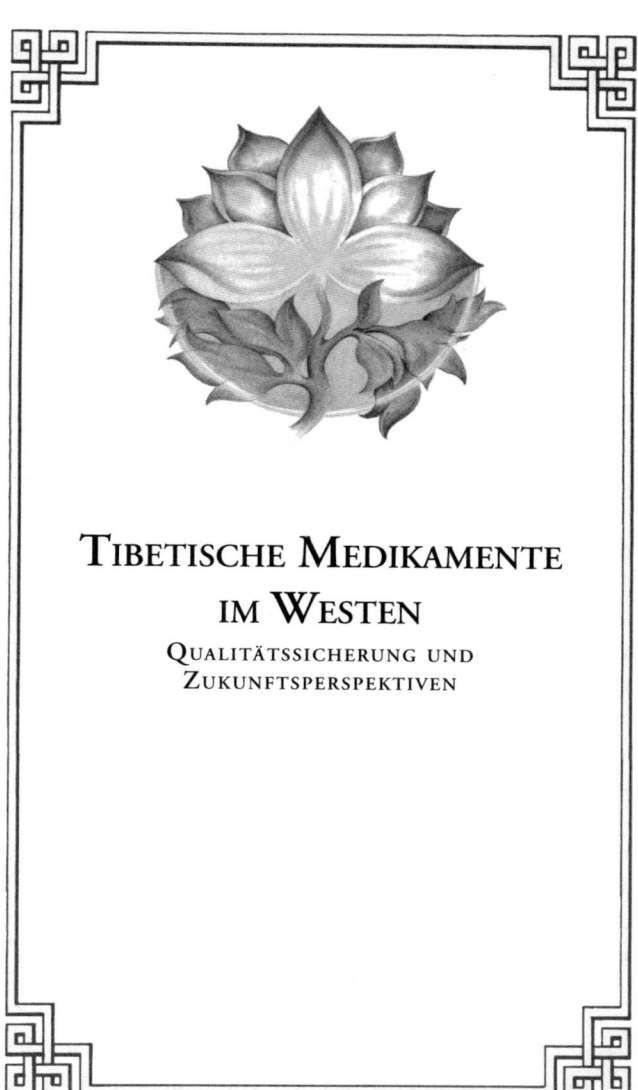

TIBETISCHE MEDIKAMENTE
IM WESTEN
QUALITÄTSSICHERUNG UND
ZUKUNFTSPERSPEKTIVEN

Soll der Brückenschlag zwischen östlichen Heilweisen und westlicher Medizin gelingen, müssen Wege gefunden werden, die Qualität und Wirksamkeit tibetischer Arzneimittel in standardisierten Verfahren zu testen. Daran führt auf Dauer kein Weg vorbei. So sieht es auch S. H. der Dalai Lama, wie er bei seinen zahlreichen Besuchen im Westen immer wieder betont hat.

Im Einklang mit der Moderne

Die arzneilichen Rezepturen der Firma Padma AG werden in der Praxis laufend klinischen und experimentellen Studien unterzogen. Solche Versuchsreihen bilden die wissenschaftliche Basis für eine breite Anwendung tibetischer Medikamente im Rahmen der etablierten westlichen Medizin. Der Wiener Biophysiker und nunmehr Hauptteilhaber der Padma AG, Dr. Herbert Schwabl, formulierte das Unternehmensziel in einem Radio-Interview für den Sender Freies Berlin folgendermaßen: „Wir wollen ja nicht das Fremde bringen als etwas Fremdes, sondern wir wollen es so bringen, dass es hier ganz real benutzbar wird vom Patienten aber auch vom Arzt".[38]

Vorurteile und Klischees gilt es zu vermeiden. Das ist einer der Punkte, auf welchen die Firma Padma ihr Augenmerk richtet. Die tibetische Medizin soll nicht als abstraktes Mysterium begriffen werden, sondern als etwas, was auch „unter dem kalten wissenschaftlichen Blick" noch funktioniert. Nicht der Placebo-Effekt oder irgendeine fremde Spiritualität bringt die Heilerfolge tibetischer Arzneien hervor. Vielmehr halten diese, wie die Praxis zeigt, auch nüchternen schulmedizinischen Untersuchungen stand.

Dem Gedanken der Ganzheitlichkeit tut das keinen Abbruch, denn: Ganzheitliches Denken existiert überall – im Westen wie im Osten. Keineswegs kann es darum gehen, irgendeine „neue" Medizin, nämlich die tibetische, in den Westen zu bringen, sondern es gilt die reale Anwendbarkeit dieses alten Systems in einem anderen Kulturkreis unter Beweis zu stellen. Oder, wie S. H. der Dalai Lama sich inhaltlich auszudrücken pflegt: Man muss kein Buddhist sein, damit einem die tibetische Medizin hilft. Wenn sie wirkt, dann überall und selbst unter widrigen Umständen.[39]

Das Problem der Qualitätssicherung von Arzneimitteln ist in westlichen Ländern vorrangig zu behandeln. Ein Patient, der Hilfe und Heilung sucht, hat ein Recht darauf, genau zu wissen, was er einnimmt beziehungsweise ob eine Arznei unter kontrollierten Bedingungen hergestellt wurde. Auch diesem Aspekt versucht die Padma AG entsprechend Rechnung zu tragen.

Strenge Qualitätskontrollen

Das für Padma 28, Padma Lax und die vier original tibetischen Teemischungen verwendete Rohmaterial entspricht international gültigen Standards. Hinsichtlich Reinheit, Inhaltsstoffen und Schadstoffbelastung sind gewisse Mindestanforderungen zu erfüllen (Arzneibuch- beziehungsweise Lebensmittelbuchqualität). Der Pestizidgehalt von Pflanzen und Pflanzenteilen, ein möglicher Bakterien- oder Schimmelpilzbefall sowie der Schwermetallgehalt werden ständig kontrolliert. Die Verwendung von Farb- und Konservierungsstoffen oder künstlicher Stabilisatoren ist bei der Herstellung von Padma-Kräutertabletten verpönt.

Zu alldem kommt – was eben bei tibetischen Medikamenten unabdingbar ist – eine Sinnesprüfung: Geruch, Geschmack und Gesamteindruck der Endprodukte sollen ja zugleich den Anforderungen der traditionellen Tibetischen Medizin genügen. Und das tun sie tatsächlich, wie die positiven Urteile tibetischer Ärzte bestätigen, welche die Produktionsmethoden der Padma AG vor Ort begutachtet haben. Man überlegt sogar, diese international anerkannten „Richtlinien für die gute Herstellungspraxis" (Good Manufactoring Practice = GMP) vermehrt auch in Indien zur Anwendung zu bringen, um die Akzeptanz tibetischer Arzneimittel weltweit zu erhöhen. Dadurch wird es in Zukunft möglich sein, tibetische Präparate sicher und qualitätskontrolliert einer breiten Bevölkerungsschicht zur Verfügung zu stellen. Insofern leisten die internationalen Forschungen einen wichtigen Beitrag für das Überleben und den Fortbestand der alten tibetischen Medizinkultur.[40]

Kurze Geschichte der Padma AG

1965 Peter Badmajew, Nachfahre einer berühmten mongolisch-burjatischen Ärztefamilie, bringt eine Sammlung tibetischer Rezepturen aus dem Nachlass seines Vaters durch den Eisernen Vorhang in den Westen. In der Schweiz übergibt er diese Papiere dem Pharma-Manager Karl Lutz, der sich schon länger für das Thema interessiert. Zusammen erarbeiten sie die erste (und bisher einzige) Indikationsliste für tibetische Arzneimittel im Westen. Einige Rezepturen werden probeweise hergestellt und von Schweizer Ärzten angewendet. Karl Lutz gibt seinen

Kräutermixturen den Namen „Padma", in Anlehnung an das tibetische Wort für Lotos. Das 28. Rezept der Reihe sorgt aufgrund seiner durchschlagenden Wirkung für Aufsehen.

1969   Ermutigt durch das positive Echo aus Ärztekreisen, gründet Karl Lutz das Unternehmen Padma AG in Zürich, wo mit der Herstellung zweier tibetischer Arzneien nach strengen Qualitätsrichtlinien begonnen wird.

1970   Die Rezeptur Nr. 179 („Padma Lax") wird von der IKS (= Interkantonale Kontrollstelle für Heilmittel) zum Verkauf freigegeben.

1978   Freigabe von „Padma 28". Die Nummerierung der Arzneien folgt der alten Rezeptliste.

1994   Karl Lutz, inzwischen schwer erkrankt, übergibt die Geschäftsführung der Padma AG seinem engen Mitarbeiter, dem Wiener Biophysiker Dr. Herbert Schwabl. Dr. Schwabl hatte die ersten weitergehenden Studien über die Wirkungsweise tibetischer Arzneimittel geleitet.

1998   Nach dem Tod von Karl Lutz 1995 erwirbt Dr. Schwabl die Mehrheit an der Padma AG. Im selben Jahr wird Padma 28 in der Schweiz als Kassenmedikament zugelassen. Dieser Zulassung gingen heftige bürokratische Widerstände voraus.

1999   Übersiedlung des Unternehmens in die neuen Büroräume in Schwerzenbach. Modernisierung der Produktionsanlage in Wetzikon. Der tibetische Arzt Dr. Tenzin Thaye vom *Medical & Astro Institute* in Dharamsala verbringt die Sommermonate bei der Padma AG, um Qualität und Produktionsweise der Arzneien zu studieren.

Vier neue Teerezepturen („Padma-Tees"), ebenfalls nach traditionellen tibetischen Richtlinien komponiert, ergänzen das Arzneimittel-Programm, welches zu gegebener Zeit noch erweitert werden soll.

Padma 28 ist heute in neun europäischen Ländern, außerdem in Kanada und den USA erhältlich. Ob als frei verkäufliches Arzneimittel oder – wie etwa in Österreich, den Niederlanden oder den USA – sogar als Nahrungsergänzung, richtet sich nach den gesetzlichen Bestimmungen des jeweiligen Staates.

(Quelle: Firmeninterne Schriften „Zur Padma AG" sowie „Padma AG – Company Profile", Padma AG, CH-Schwerzenbach – mit freundlicher Genehmigung)

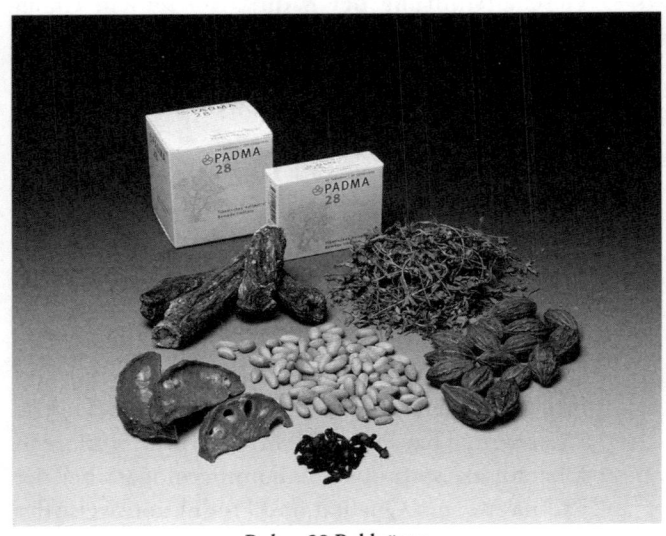

Padma 28 Rohkräuter

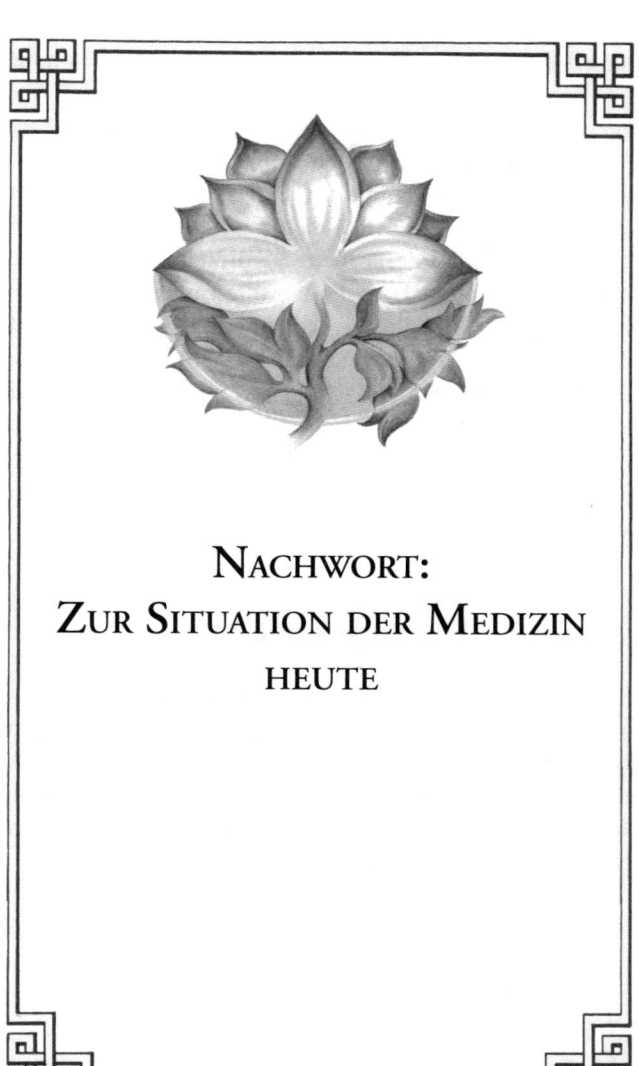

Nachwort:
Zur Situation der Medizin
heute

Der zynische Satz: „Wem nichts fehlt, der ist noch lange nicht gesund, sondern bloß nicht richtig untersucht", mag angesichts der durchaus nützlichen Vorsorgemedizin überzeichnet erscheinen. Doch ein Blick auf unser westliches Gesundheitssystem genügt, um Beweise für seinen wahren Kern zu orten.

Während heute immer mehr Menschen einer schulmedizinischen „Analyse" und Behandlung zugeführt werden, sind wir von einer Heilung oder gar dem tieferen Verständnis vieler „Geißeln der Menschheit", darunter Krebs oder AIDS, noch immer denkbar weit entfernt. Ob der gewaltige Einsatz an Zeit und Mitteln in einem angemessenen Verhältnis zu den verbuchten Erfolgen steht, wird sich noch zeigen. Ebenso, ob uns die rasanten Fortschritte der Gentechnik ausschließlich zum Segen gereichen.

Das vergessene Erbe

Die Abkehr der westlichen Medizin von einer ganzheitlichen Betrachtungsweise des Menschen führte zur mechanistischen Sicht von Krankheit und Gesundheit und nährt seither die Vorstellung, jede Störung der „Maschine Mensch" könne durch geeignete Eingriffe der modernen High-Tech-Medizin beseitigt werden.

Dass dem nicht so ist, beweist ein ständig wachsendes Heer verunsicherter Patienten, die sich mit ihren Nöten und Bedürfnissen allein gelassen und daher vermehrt zu so genannten alternativen Heilverfahren hingezogen fühlen.

Wie kommt das?

Als Kinder des nunmehr 21. Jahrhunderts, des wissenschaftlich-technischen Zeitalters, neigen wir dazu, alles, was nicht in das vertraute Gefüge rationaler Erklärbarkeit passt, als rückständig, primitiv und daher entbehrlich zu betrachten. Das gilt für unbekannte Sitten und Bräuche ebenso wie auf dem Gebiet der Medizin. Dabei übersehen wir, welche Scheuklappen uns dieses lineare Denken angelegt hat.

Für medizinische Erkenntnisse werden bis heute nur „logische" Erklärungen akzeptiert. Alle Fakten sollen nach den Regeln experimenteller Beweisführung nachvollziehbar sein. Seit Aristoteles bewegt sich die abendländische Kultur auf diesen eingefahrenen Geleisen und nur langsam beginnen wir ihre Tücken zu erkennen.

Die Schemata von Logik, Systematik und objektiver Beweisbarkeit werden immer öfter kritisch hinterfragt. Als „mystisch" bezeichnetes Wissen erhält durch neue Forschungsmethoden ganz unerwartet einen „realen" Hintergrund. Dabei spannt sich der Bogen von der Mikrobiologie bis hin zur revolutionären Chaosforschung.

Dialog statt Monolog

Die Geringschätzung volksheilkundlichen Wissens durch die universitäre Medizin verhinderte lange Zeit jeden Einblick in die Funktionsweise und Hintergründe traditioneller Heilsysteme. Im Zuge des wachsenden Interesses für fremde Kulturkreise ist nun auch in der Medizin ein Streben nach Integration und gegenseitigem Austausch erkennbar.

Gerade das Studium fernöstlicher Heilweisen wie der tibetischen Medizin eröffnet die Chance, von diesem enormen Wissensfundus zu profitieren, ihn für uns im Westen verständlich und zum Teil auch nutzbar zu machen. Eine

Beurteilung nach wissenschaftlichen Kriterien steht dem nicht entgegen, solange sie unvoreingenommen und mit Rücksicht auf die Eigenheiten des jeweiligen Kulturkreises geschieht.

Nicht übersehen sollte man dabei, dass vieles, was uns heute unerklärlich scheint, schon morgen als sensationelle Neuentdeckung gefeiert werden kann. So war etwa für die nordamerikanischen Indianerstämme die Heilung von Skorbut ein Leichtes, da ihnen die Ursachen dieser von westlichen Entdeckern so gefürchteten Vitaminmangelkrankheit sehr wohl klar waren. Der „weiße Mann" ignorierte dieses Wissen. Als man schließlich das Vitamin C „entdeckt" und chemisch nachgebaut hatte, erklärten indianische Heiler, natürliches Vitamin C besäße eine andere Qualität und Heilwirkung als synthetische Ascorbinsäure, auch wenn das mikroskopisch nicht sichtbar sei. Ihr universelles Verständnis der Dinge ließ gar keinen anderen Schluss zu. Auch diese Behauptung hielten Wissenschaftler lange Zeit für Unsinn, bis man in den 70er Jahren in speziellen Versuchen einen fundamentalen biochemischen Unterschied zwischen natürlichem und künstlichem Vitamin C feststellen und erstmals wissenschaftlich „beweisen" konnte.[41]

Umdenken und Neuorientierung

Um es deutlich auszusprechen: Die Errungenschaften der modernen Notfallmedizin, der Chirurgie und Seuchenbekämpfung sind beachtlich und, richtig eingesetzt, ohne Zweifel segensreich. Unsere westlichen Mediziner leisten hervorragende Arbeit. Dies kann aber schwerlich über die Tatsache hinwegtäuschen, dass bei einer großen Zahl vor allem chronischer Leiden die Verfahren der konventionellen Medizin wenig effektiv sind.

Nahezu 50 % aller verschriebenen chemischen Arzneimittel werden von den Patienten wegen tatsächlicher oder befürchteter Nebenwirkungen nachweislich niemals eingenommen. Gleichzeitig sind die Fälle iatrogener (das heißt durch schulmedizinische Behandlungen erst ausgelöster) Erkrankungen im Ansteigen begriffen.

Die künftige Vorgangsweise kann also nicht darin bestehen, die Gegensätze zwischen Schulmedizin und traditioneller „Naturheilkunde" zu kultivieren, sondern vielmehr herauszufinden, welche Art der Behandlung im Einzelfall den größeren Erfolg bei minimalen Risiken entspricht.

Dazu bedarf es der Gesprächsbereitschaft und Zusammenarbeit aller Beteiligten. Gewinnstreben und Profilierungssucht haben dabei in den Hintergrund zu treten. Bisweilen wird man auch dem Grundsatz „Wer heilt, hat Recht" zur gebührenden Geltung verhelfen müssen. Denn eine Medizin, die sich als geschlossenes System ohne die Bereitschaft zur Auslotung neuer Dimensionen präsentiert, wird auf Dauer weder dem kranken Menschen noch sich selbst dienlich sein.

Neben der westlichen „Evidence-based-Medicine", die sich auf Beweise und experimentelle Fakten stützt, existiert überall in der Welt auch eine Erfahrungsmedizin, deren Erkenntnisse auf den sichtbaren Anwendungserfolgen über einen Zeitraum von Jahrhunderten und länger beruhen. Zwischen den Vertretern beider Richtungen ein fruchtbares und respektvolles Miteinander herzustellen sollte das Ziel künftiger Forschung und Praxis sein.

Der 1998 in Washington abgehaltene internationale Kongress für Tibetische Medizin, auf dem Fachleute und

Interessierte aus allen Teilen der Welt ihr Wissen und ihre Praxiserfahrung austauschten, kann als beispielhaft für diese Bemühungen gelten.

"Tashi Delek" – Möge es dir wohl ergehen!
Traditioneller tibetischer Gruß

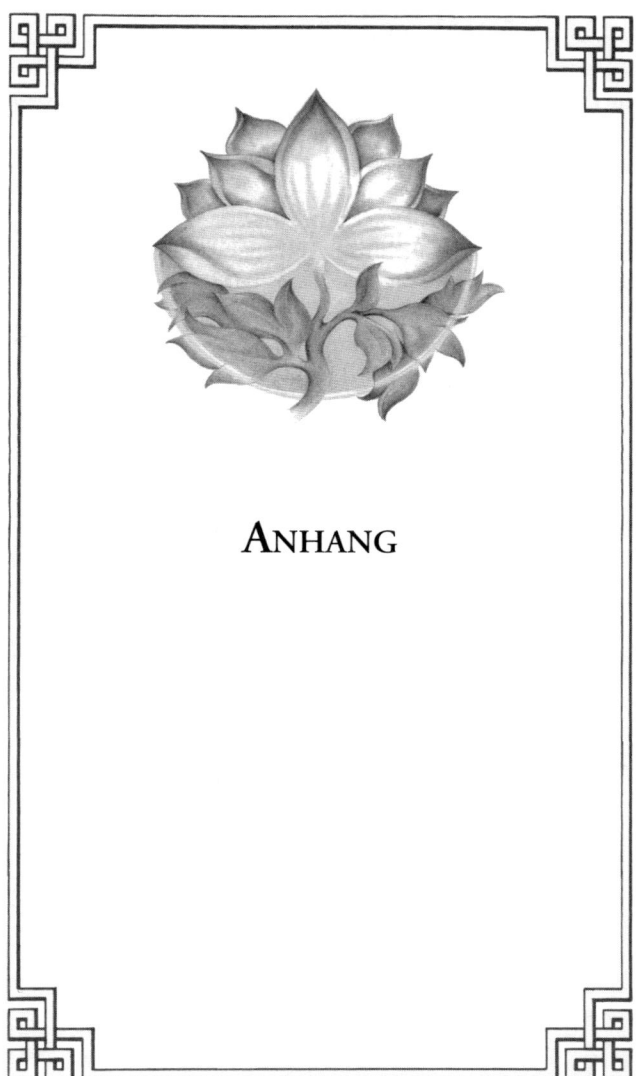

ANHANG

Danksagung

Für Ihre beratende Hilfe und Unterstützung danke ich besonders:

Frau Ursula Honegger und Herrn Rolf Bohnsack, Padma AG, CH-Schwerzenbach,

den Mitarbeitern der Stadelhofen-Apotheke, CH-Zürich,

der Fa. Drogenhansa Bioreform, Handelsges. mbH, A-Wien,

sowie Herrn Dr. Peter Gall, Stadtapotheke, A-Judenburg.

Nicht vergessen sei schließlich auch meine Familie und im besonderen mein Ehemann. Ohne seinen Beistand wäre ich allen Tücken des Computers wehrlos ausgeliefert gewesen.

Anmerkungen und Quellenhinweise

Einleitung: Die Weisheit des Medizin-Buddha

[1] vgl. in: Medizin Zeitung – Schweizer Fachzeitung für das Gesundheitswesen, 6. Jg., 3/März 1999: V. Hylton, Tibetische Medizin

[2] vgl. in: Medical Tribune, 30. Jg., 50/ 11. Dez. 1998: Erster Weltkongress für tibetische Medizin – Die Globalisierung der Naturmedizin

Tibetische Heilmittel – Erfahrung von Jahrtausenden

[3] vgl. Franz Reichle: Das Wissen vom Heilen, Bern 1997, S. 175–183

[4] ebd., S. 35 ff.

[5] zitiert nach Pharma-Time Nr. 12/1998: Tibetische Medizin – Weltkongress mit österrreichischer Beteiligung

[6] vgl. Medizin Zeitung – Schweizer Fachzeitung für das Gesundheitswesen, 6. Jg., 4/April 1999, V. Hylton: Tibetische Medizin, T. 2

[7] vgl. Franz Reichle: Das Wissen vom Heilen, S. 138 ff.

[8] ebd., S. 19

Padma 28 – Botschafter einer sanften Medizin

9 vgl. Franz Reichle: Das Wissen vom Heilen, S. 106 ff.
10 vgl. dazu unten: Wissenschaftliche Studien und Analysen zur Wirkung tibetischer Vielstoffgemische

Padma 28 – Motor des Immunsystems

11 vgl. Harman, D.:„Free radical theory of aging: History", in: Free Radicals and Aging, eds. I. Ement and B. Chance, Basel 1992
12 vgl. Fritz Albert Popp: Die Botschaft der Nahrung, Verlag Zweitausendeins 1999
13 vgl. dazu unten: Wissenschaftliche Studien und Analysen zur Wirkung tibetischer Vielstoffgemische
14 vgl. Stephan Kolb, Fichtestraße 39, D-91054 Erlangen: Radiointerview für den Sender Freies Berlin: ... wem das Kraut gewachsen ist. Asiatische Heilkräuter auf dem Prüfstand, SFB, 25-3-2000; S. 9/10
15 vgl.: Packer, L.: Health effects of nutritional antioxidants, in: Free Radical Biol Medic 1993; 15: 685–686
16 vgl. E. Asshauer: Gesund bleiben mit der Heilkunst der Tibeter, Stuttgart 1999, S. 134
17 vgl. dazu unten: Wissenschaftliche Studien und Analysen zur Wirkung tibetischer Vielstoffgemische

Padma 28 und Arteriosklerose

18 vgl. Franz Reichle: Das Wissen vom Heilen, S. 106 ff.
19 ebd., S. 108/109
20 vgl. dazu unten: Wissenschaftliche Studien und Analysen zur Wirkung tibetischer Vielstoffgemische
21 ebenso
22 ebenso

Padma 28 und Krebs

23 vgl. Siegfried Block: Die große Chance, München 1982, S. 195 ff.
24 ebd., S. 76 ff.

[25] vgl. Franz Reichle: Das Wissen vom Heilen, S. 120–122

Tibetische Arzneien – Helfer auch für die Seele?
[26] vgl. Geoff Deehan: Die Heilkraft der Psyche (dt. von Jutta Grylha) – ORF-Dokumentation vom 8.4.1993 (VATV London) in: ORF-Nachlese 1993; 7: 16–20
[27] ebd., S. 17
[28] ebd., S. 18
[29] ebd., S. 18

Weitere Anwendungsgebiete von Padma 28
[30] vgl. Franz Reichle: Das Wissen vom Heilen, S. 136–201
[31] vgl. dazu unten: Wissenschaftliche Studien und Analysen zur Wirkung tibetischer Vielstoffgemische
[32] vgl. E. Asshauer: Gesund bleiben mit der Heilkunst der Tibeter, Stuttgart 1999, S. 134
[33] ebd., S. 139
[34] vgl. dazu unten: Wissenschaftliche Studien und Analysen zur Wirkung tibetischer Vielstoffgemische
[35] vgl. in: APAMED (Das Online-Informationssystem für Health Professionals) vom 9. 11. 1998: Tibetische Medizin 2 – Jede „Schule" hat ihre Vorteile
[36] vgl. dazu unten: Wissenschaftliche Studien und Analysen zur Wirkung tibetischer Vielstoffgemische

Padma 179 (Padma Lax)
[37] vgl. B & K Kommunikation, Thurngasse 8/10, A-1090 Wien, vom 11.11.1998: Erster Internationaler Kongress über Tibetische Medizin in Washington D. C. – Westliche Forscher bestätigen die Wirksamkeit Tibetischer Kräutermischungen

Tibetische Medikamente im Westen
[38] zitiert nach: Stephan Kolb, Fichtestraße 39, D–91054 Erlangen: Radiointerview für den Sender Freies Berlin: .. wem das Kraut gewachsen ist. Asiatische Heilkräuter auf dem Prüfstand, SFB, 25-3-2000: S. 1/2

[39] vgl. ebd., S. 2/3

[40] vgl. „Zur Qualität der tibetischen Rezepturen", © 2000 by Padma AG, CH–Schwerzenbach

[41] vgl. H. J. Stammel: Das Heilwissen der Indianer, Reinbeck 1986, S. 49

Weiterführende Literatur

Amipa-Desam, Tendhon: Klassische Tibetische Medizin, Ehrenwirth Verlag, München 2000

Asshauer, Egbert: Heilkunst vom Dach der Welt – Tibets sanfte Medizin, Herder Verlag, Freiburg 1993

ders.: Gesund bleiben mit der Heilkunst der Tibeter, Thieme Verlag, Stuttgart 1999

Badmajeff, W.: Lung Tripa Bäkän – Grundzüge der tibetischen Medizin, Fabri Verlag, Ulm 1994

Badmajew, P. / Badmajew, V. / Park, L.: Healing Herbs. The Heart of Tibetan Medicine, Red Lotus Press, Berkeley 1992

Clifford, Terry: Tibetische Heilkunst, O.W. Barth Verlag, München 1986

Craig, M.: Tränen über Tibet. Der erschütternde Bericht über die Unterdrückung der Tibeter und die Zerstörung ihrer alten Kultur, Scherz Verlag, Bern/München 1993

Dalai Lama: Logik der Liebe – Aus den Lehren des Tibetischen Buddhismus für den Westen, Goldmann Verlag, München 1989

ders.: Einführung in den Buddhismus – Die Harvard-Vorlesungen, Herder Verlag, Freiburg 1994

Kelly, Petra K. / Bastian, Gert (Hrsg.): Tibet, ein vergewaltigtes Land, Rowohlt Verlag, Reinbeck 1988

Krämer, Claus: Traditionelle Tibetische Medizin, Midena Verlag, München 2000

Reichle, Franz (Hrsg.): Das Wissen vom Heilen, 2. Aufl., Verlag
   Paul Haupt, Bern 1997
Tenzin Choedrak: Ganzheitlich leben – Der Leibarzt des Dalai
   Lama über Vorbeugung und Therapie von Krankheiten,
   Herder/Spektrum, Freiburg 1994
Tsewang J. Tsarong / Meyer, F. / Asshauer, E.: Tibet und seine Me-
   dizin – 2500 Jahre Heilkunst, Pinguin Verlag, Innsbruck 1992

Wissenschaftliche Studien und Analysen zur Wirkung tibetischer Vielstoffgemische

(vgl. dazu auch:
Arzneimittel-, Therapie-Kritik 1997, Folge 2, S. 412.
Hans Marseille Verlag GmbH München.)

Altermatt R., Von Felten A.: In-vitro-Untersuchungen mit Padma 28: Hemmung der Thrombozytenfunktion.
Schweiz Z Ganzheitsmed 1992; 4 (Suppl 1): 7-12

Brzosko W. J. u. Mitarb.: Influence of Padma 28 and thymus
extrakt on clinical and laboratory parameters of children with
juvenile chronic arthritis.
Int J Immunotherapy 1991; 7: 143-147

Brzosko W.J., Jankowski A.: Padma 28 bei chronischer Hepatitis
B: Klinische und immunologische Wirkungen.
Schweiz Z Ganzheitsmed 1992; 7/8 (Suppl 1): 13-14

Gladysz A., Juszczyk J., Brzosko W.: Influence of Padma 28 on
patients with cronic active hepatitis type B.
Phytother Res 1993; 7: 244-247

Hässig A., Hodler J., Liang W.X., Stampfli K.: Neuere nutritive
und phytotherapeutische Behandlungsmöglichkeiten.
Schweiz Z Ganzheitsmed 1992; 4 (Suppl 1): 15-19

Hässig A., Liang Wen-Xi, Stampfli K.: Neuroendrokrine Steuerung der Immunreaktionen.
Schweiz Z Ganzheitsmed 1996; 8 (Suppl 5): 231-233

Hässig A., Liang Wen-Xi, Schwabl H., Stampfli K.: Flavone und Tannine: Pflanzliche Antioxidanzien mit Vitamincharakter.
Schweiz Z Ganzheitsmed 1997; 9 (Suppl 4): 171-175

Hürlimann F.: Eine lamaistische Rezeptformel zur Behandlung der peripheren arteriellen Verschlusskrankheit.
Schweiz Rsch Med 1979; 67: 1407-1409

Hürlimann F.: Behandlung peripherer Durchblutungsstörungen mit Padma 28 – Erfahrungen über 15 Jahre.
Schweiz Z Ganzheitsmed 1992; 4 (Suppl 1): 20-21

Jankowski A., Jankowska R., Brzosko W.J.: Behandlung infektanfälliger Kinder mit Padma 28.
Schweiz Z Ganzheitsmed 1992; 4 (Suppl 1): 22-23

Jankowski S., Jankowski A., Zielinski S., Walzuk M.: Influence of Padma 28 on the spontaneous bactericidal activity of blood serum in children suffering from recurrent infections of the respiratory tract.
Phytother Res 1991; 5: 120-123

Korwin-Piotrowska T. u. Mitarb.: Experience of Padma 28 in multiple sclerosis.
Phytother Res 1992; 6: 133-136

Liang W.X., Stampfli K., Hässig A.: Therapeutische Wirkungsmechanismen komplexer Phytopharmaka am Beispiel von Padma 28.

Schweiz Z Ganzheitsmed 1992; 4 (Suppl 1): 24-34
Mansfield H. J.: Beeinflussung rezidivierender Atemwegsinfekte bei Kindern durch Immunstimulation.
Therapeutikon 1988; 2: 707-712

Matzner Y., Sallon S.: The effect of Padma 28, a tradtitional Tibetan herbal preparation, on human neutrophil function.
J Clin Lab Immunol 1995; 46: 13-23

Mehlsen J., Draback H., Peterson J. R., Winther K.: Der Effekt einer tibetischen Kräutermischung (Padma 28) auf die Gehstrecke bei stabiler Claudicatio intermittens.
Forsch Komplementärmedizin 1995; 2: 240-245 und
Angiology 1993; 44: 863-867

Prusek W. u. Mitarb.: Immunostimulation in recurrent respiratory tract infections therapy in children.
Arch Immunol Ther Exp 1987 1987; 35: 289-302

Saller R., Kristof O.: Padma 28, eine traditionelle tibetische Kräutermischung.
Internist Praxis 1997; 37: 408-412

Samochowiec L. u. Mitarb.: Wirksamkeitsprüfung von Padma 28 bei der Behandlung von Patienten mit chronischen arteriellen Durchblutungsstörungen.
Herb Pol 1987; 33: 49-61

Schleicher P.: Wirkung von Padma 28 auf das Immunsystem bei Patienten mit Acquired Immunodeficiency Syndrome im Stadium Pre-Aids.
Schweiz Z Ganzheitsmed 1990; 2: 58-62

Schräder R., Nachbur M., Mahler F.: Die Wirkung des tibetischen Kräuterpräparats Padma 28 auf die Claudicatio intermittens.
Schweiz Med Wochenschr 1985; 115: 752-756 und
Inaugural-Dissertation Univ. Bern 1984

Schwabl H.: Untersuchungen zur Wirkung eines komplexen Phytotherapeutikums auf die Lichtemission polymorphkerniger Granulozyten in vitro.
Manuskript Padma AG, CH-Zollikon 1992

Smulski H.S., Wojcicki J.: Placebokontrollierte Doppelblindstudie zur Wirkung des tibetischen Kräuterpräparats Padma 28 auf die Claudicatio intermittens.
Forsch Komplementärmedizin 1994; 1: 17-26 und
Alternative Therapies 1995; 1/3: 44-49

Winther K., Kharazmi A., Himmelstrup H., Draback H., Mehlsen J.: Padma 28, a botanical compound, decreased the oxidative

burst response of monocytes and improves fibrinolysis in patients with stable intermittent claudication.
Fibrinolysis 1994; 8 (Suppl 2): 47-49

Wojcicki J., Samochowiec L.: Controlled double-blind study of Padma-28 in angina pectoris.
Herba Pol 1986; 32: 107-114

Neben obigen Studienberichten lagen der Autorin diverse Fachschriften der Firma Padma AG, CH-Schwerzenbach, sowie einige Berichte zufriedener Anwender von Padma 28 vor.

Adressenverzeichnis

Die Autorin hat ein umfangreiches und interessantes Adressenverzeichnis zusammengestellt. Dort erhalten sie unter anderem folgende Informationen:
- Die Adresse der **Padma AG**. Hier können Sie nähere Informationen zu den Produkten Padma, Padma Lax und Tibetische Tees erhalten.
- Sie erfahren, wo Sie den Film „**Das Wissen vom Heil**en" erwerben oder ausleihen können, bzw. das gleichnamige Buch.
- Die Hersteller-Adresse des Präparates „Dr. Andres Urotib", bzw. Bezugshinweise.
- Adressen für Auskünfte zur Behandlung nach tibetischen Prinzipien, Aufenthalte **tibetischer Ärzte** in Europa und Informationen über Besuche tibetischer Ärzte in Deutschland, Österreich und der Schweiz sowie Adressen ansässiger tibetischer Ärzte. Weitere Adressen: Praxiszentrum östlicher Naturheilverfahren, Wissenschaftliche Gesellschaft zur Förderung der tibetischen Medizin.
- Allgemeine Informationen über **die Situation Tibets,** der Exiltibeter und zur tibetischen Kultur.
- Für Patienten aus aller Welt besteht die Möglichkeit, sich mit ihrer ärztlichen Diagnose per Post oder Fax an das Institut

S. H. Dalai Lama in **Dharamsala**, Indien, zu wenden, um dort die entsprechenden **tibetischen Arzneien zu beziehen.** Eine ähnliche Möglichkeit besteht in **Amsterdam.** Auch diese Adressen finden Sie im Internet – und vieles mehr.

Da die Liste kontinuierlich aktualisiert und erweitert wird, wurde sie nicht in dieses Buch aufgenommen. Doch dies gibt Ihnen zugleich auch die Möglichkeit, jederzeit und an jedem Ort auf die aktuellsten Informationen und Adressen zuzugreifen – via Internet: www.windpferd.com. Auf der Startseite finden Sie den Menüpunkt „Service-Adressen". Hier wählen Sie den Titel dieses Buches. Falls Sie diese Möglichkeit nicht nutzen können, können Sie eine aktuelle Liste auch beim Verlag schriftlich (bitte nicht telefonisch) anfordern. Schreiben Sie an folgende Adresse und legen Sie einen frankierten und adressierten Rückumschlag bzw. internationalen Antwortschein bei: Windpferd *Stichwort „Padma 28",* Postfach, D–87648 Aitrang.

Leseraufruf

Sollten Sie, liebe Leserinnen und Leser, über persönliche Erfolge mit tibetischen Kräuterarzneien berichten können, sind Sie herzlich eingeladen, mir diese (auch anonym) mitzuteilen. Sie helfen dadurch, die offiziellen Forschungen zu untermauern. Neuauflagen dieses Buches könnten durch interessante Anwenderberichte ergänzt werden. Datenschutz ist natürlich selbstverständlich. Richten Sie entsprechende Zuschriften bitte an:
Windpferd Kennwort „Padma 28-Erfahrungen",
Postfach, D–87648 Aitrang.

Über die Autorin

Dr. Gabriele Feyerer – sie ist promovierte Juristin – kam schon als Kind durch eine kräuterkundige Großmutter mit Naturheilverfahren in Berührung. Sie befasst sich mittlerweile seit mehr als 20 Jahren intensiv mit allen Sparten ganzheitlichen Heilens. Ihre besondere Vorliebe gilt dabei den östlichen Medizintraditionen. Ihre Bücher sollen interessierte Leser ausführlich über den Wert und die Möglichkeiten natürlicher Heilmethoden aufklären, dies jedoch immer vor dem Hintergrund wissenschaftlicher Forschung und aktueller Erfahrungswerte.

Gabriele Feyerer ist auch Gastautorin der ganzheitlichen Zeitschrift „Wege" und schreibt „zur Erholung" gerne Lyrik und Prosa.

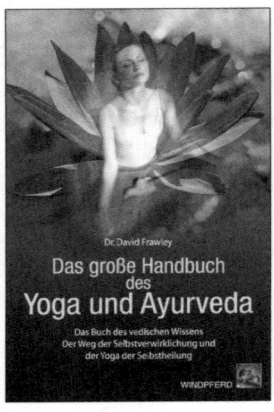

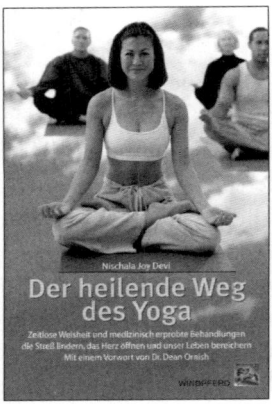

David Frawley

Das große Handbuch des Yoga und Ayurveda

Das Buch des vedischen Wissens. Der Weg der Selbstverwirklichung und der Yoga der Selbstheilung

Yoga und Ayurveda bilden gemeinsam eine starke Kraft, die zu optimaler Gesundheit und höherem Bewußtsein führt. Das große Handbuch des Yoga und Ayurveda enthüllt die geheimnisvollen Kräfte des Körpers, des Atems, der Sinne, des Geistes und der Chakras. Es zeigt, wie man mit richtiger Ernährung, Kräutern, Asanas, Pranayama und Meditation heilen kann. Dies ist das erste umfassende im Westen veröffentlichte Buch über das Zusammenspiel dieser außergewöhnlichen Energien. Yoga wie Ayurveda sind heute die im Westen am häufigsten praktizierten Erkenntnis- und Gesundheitswege. David Frawley genießt sowohl in Indien als auch im Westen ein hohes Ansehen als Kenner der Veden, des Ayurveda, der vedischen Astrologie und des Yoga.

320 Seiten, 3-89385-363-4
www.windpferd.com

Nischala Joy Devi

Der heilende Weg des Yoga

Zeitlose Weisheit und medizinisch bestätigte Behandlungen, die Streß lindern, das Herz öffnen und unser Leben bereichern

Dieses Buch läßt uns an Nischala Joy Devis jahrelanger Erfahrung teilhaben. Sie erklärt, wie Yoga, Visualisierung, Atemübungen und Meditation die Gesundheit stärken, und beschreibt die wichtigsten Yogastellungen. Nischala Joy Devi verbindet zeitlose indische Yogatechniken mit ihren eigenen Erkenntnissen über eine gesunde Lebensweise, um Menschen zu heilen und zu verjüngen – zeigt wie Yogapraxis den täglichen Streß in tägliche Freude transformieren kann: Stress abbauen, Rekonvaleszenz nach Krebs, Herzinfarkt und anderen Krankheiten, Gewichtsabnahme, Tiefenentspannung, verbesserter Allgemeinzustand von Körper, Seele und Geist. Ein Buch, dessen große Kraft uns berühren wird.

248 Seiten · 3-89385-368-5
www.windpferd.com

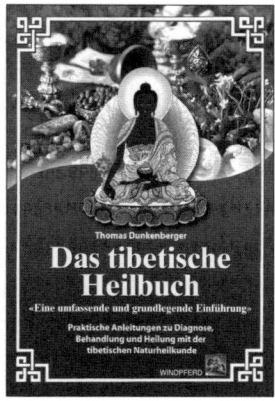

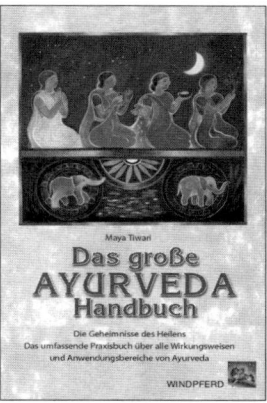

Thomas Dunkenberger

Das tibetische Heilbuch

Eine umfassende und grundlegende Einführung · Praktische Anleitungen zu Diagnose, Behandlung und Heilung mit der tibetischen Naturheilkunde

Leicht zugänglich und praxisorientiert wird für Behandler und Studierende der tibetischen Heilkunde das gesamte Spektrum der Anwendungsmöglichkeiten aufgezeigt, während gleichzeitig der Interessierte Hilfsmittel in die Hand bekommt, im ganzheitlichen Sinne selbst etwas für seine Gesundheit zu tun. Behandelt werden die klassischen tibetischen Diagnoseformen, wozu vor allem die Puls- und Harnuntersuchung gehören; Ratschläge zu Verhaltensweisen und Heilungsansätze über Ernährungsgewohnheiten, sowie als zusätzliche therapeutische Möglichkeiten Ölmassage, Moxibustion, Hydrotherapie, humorale Ausleitungsverfahren und vieles mehr. Auch die berühmten tibetischen Arzneimittel werden ausführlich vorgestellt.

256 Seiten, 3-89385-305-7
www.windpferd.com

Maya Tiwari

Das große Ayurweda Handbuch

Das umfassende Praxisbuch über alle Wirkungsweisen und Anwendungsbereiche von Ayurveda

Mit 528 Seiten eines der umfassendsten Praxisbücher der ayurvedischen Naturmedizin. Das Wissen um die Kunst des Heilens ist in der spirituellen Weisheit des Ayurveda tief verwurzelt. Maya Tiwari hat Ayurveda jahrzehntelang studiert und praktiziert. In ihrem großen Handbuch erfahren wir alles über die ursprüngliche Kraft menschlicher Heilung. Sie führt uns in die uralten Geheimnisse spiritueller Praktiken, Therapien und Heilmittel, Ernährungssysteme und natürlicher Körperrythmen ein, die – richtig angewandt – die notwendigen Erkenntnisprozesse für eine tiefgehende Heilung wachrufen. Dieses Buch ist in seiner Art die wohl umfassendste Darstellung der ursprünglichen Reinigungs- und Verjüngungstherapien, Pancha Karma.

528 Seiten, 3-89385-370-7
www.windpferd.com

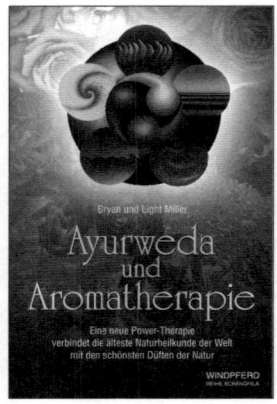

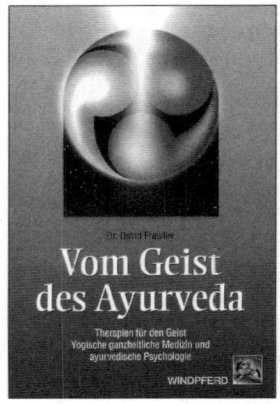

Bryan und Light Miller

Ayurweda und Aromatherapie

- Sonderausgabe -

Eine neue Power-Therapie verbindet die älteste Naturheilkunde der Welt mit den schönsten Düften der Natur

Dieses Buch gibt der Aromatherapie eine neue Dimension. Ätherische Öle lassen sich hiermit nach ganz neuen - ganzheitlichen - Gesichtspunkten anwenden, und zwar nach den Kriterien des Ayurveda, insbesondere der Doshas Kapha, Pitta und Vata. Dieses Buch basiert auf 30jähriger Erfahrung der Autoren mit Ayurveda und Aromatherapie. Es enthält die komplette Grundlage zum Selbststudium, mit Anleitungen zur Diagnose der Konstitutionstypen sowie das Basiswissen der Aromatherapie. Ein in Fachkreisen anerkanntes Nachschlagewerk.

360 Seiten· 3-89385-371-5
www.windpferd.com

Dr. David Frawley

Vom Geist des Ayurveda

Yogische ganzheitliche Medizin und ayurvedische Psychologie

Die letzten Jahre über hat man sich im Westen intensiv mit der ayurvedischen Naturheilkunde und dem dazugehörenden ayurvedischen Kochen beschäftigt – und ist nun bereit, tiefer einzutauchen in das dahinterliegende System vedischer und yogischer Psychologie. Hier öffnen sich neue Tore zum Verständnis.
"Vom Geist des Ayurveda" ist das erste Buch, das speziel die psychologischen Hintergründe dieses großartigen Systems beschreibt. Es zeigt, wie der Geist auf allen Ebenen geheilt werden kann, wobei Ernährung, Sinneseindrücke, Mantren, Meditation, Yoga ... eine wichtige Rolle spielen.
Dr. David Frawley ist eine Kapazität auf dem Gebiet vedischer Wissenschaften und yogischer Spiritualität. Seine Arbeiten umfassen Ayurveda, vedische Astrologie, Yoga, Tantra, Vedanta sowie die Veden.

288 Seiten, 3-89385-304-9
www.windpferd.com